Elterliche Gesundheitskompetenz

Nadine Lutz

Elterliche Gesundheitskompetenz

Befunde zu Beratungsangeboten –
Perspektiven durch PORT
Gesundheitszentren

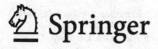

Springer

Nadine Lutz
Heidelberg, Deutschland

Masterthesis: Welche Beratungsangebote zur Förderung elterlicher Gesundheitskompetenz gibt es und wer sind die Akteure? Eine Analyse mittels systematischer Internetrecherche für eine Großstadt in Baden-Württemberg

ISBN 978-3-658-40899-2   ISBN 978-3-658-40900-5   (eBook)
https://doi.org/10.1007/978-3-658-40900-5

Die Deutsche Nationalbibliothek verzeichnet diese Publikation in der Deutschen Nationalbibliografie; detaillierte bibliografische Daten sind im Internet über http://dnb.d-nb.de abrufbar.

Planung/Lektorat: Renate Scheddin
Springer ist ein Imprint der eingetragenen Gesellschaft Springer Fachmedien Wiesbaden GmbH und ist ein Teil von Springer Nature.
Die Anschrift der Gesellschaft ist: Abraham-Lincoln-Str. 46, 65189 Wiesbaden, Germany

Es müssen nicht die wirklich tragischen und bedrohlichen Erkrankungen eines Kindes sein, die hohe Anforderungen an Eltern stellen. Die ganz normalen und erwartbaren Krankheiten reichen aus, damit der Alltag aus den Fugen gerät. Masern, Windpocken, Röteln, eine schwere Erkältung, Fieber, Durchfall und Erbrechen stellen Eltern allesamt vor die Aufgabe, ihr krankes Kind zu pflegen [...].

„Darum geht es also, wenn Ihr Kind erkrank ist:
Schaffen Sie ein "Pflegearrangement" für die Versorgung des Kindes: Wer kann helfen? Wer tut was wann? Wie sind die Absprachen?

Behalten Sie die ganze Familie im Blick:
sich selbst, die Geschwisterkinder, den
Partner.
Orientieren Sie sich an den Bedürfnissen
des kranken Kindes.
Vertrauen Sie auf Ihre elterliche
Kompetenz!"

(Schnepp und Hübner 2010)

Sämtliche personenbezogenen Bezeichnungen sind genderneutral zu verstehen und gelten gleichermaßen für alle Geschlechter.

Die Bezeichnung Kind umfasst in nachfolgender Arbeit die Altersspanne von der Geburt bis zum 18. Lebensjahr.

Vorwort

Während meiner langjährigen Tätigkeit in verschiedenen stationären wie auch ambulanten Bereichen der Gesundheits- und Kinderkrankenpflege, konnte ich Eltern im Umgang mit ihrem kranken Kind beratend unterstützen und begleiten. Insbesondere die zunehmende Unsicherheit von Eltern im Umgang mit Gesundheits- und Krankheitsthemen, die sich durch die Vorstellung in Notfallambulanzen sowie auch in Kinderarztpraxen aufgrund nichtdringlicher Behandlungsnotwendigkeit zeigt, war für mich Anlass der intensiven Auseinandersetzung mit der Notwendigkeit der Förderung elterlicher Gesundheitskompetenz.

Den Anstoß zur Veröffentlichung dieser Forschungsarbeit gab die bundesweite Überlastung pädiatrischer Versorgungsstrukturen im Herbst 2022. Mehr als zwei Jahre Pandemie und die damit einhergehenden vielfältigen Einschränkungen für Eltern und Kinder verdeutlichen die Dringlichkeit, neben der akuten medizinischen Behandlung, insbesondere das elterliche Bedürfnis nach Sicherheit im Umgang mit dem kranken Kind in den Blick zu nehmen.

Eltern kranker Kinder befinden sich immer in einer Ausnahmesituation. Diese Situationen zu bewerten und die richtige Entscheidung für das Kind zu treffen braucht Unterstützung und erfordert den Erwerb elterlicher Gesundheitskompetenz. Einerseits gilt es hierfür, vielmehr als bisher, seitens der Gesundheitsprofessionen die Chance der Begegnung mit Eltern und Kindern zu nutzen. Andererseits jedoch braucht es dringend Beratungsangebote um das Selbstmanagement von Eltern im Umgang mit Gesundheit und Krankheit zu fördern. Befunde zu bereits bestehenden Strukturen und Akteuren von Beratungsangeboten zur Förderung elterlicher Gesundheitskompetenz stellen bisher ein Forschungsdesiderat dar. Im Hinblick auf die geplanten strukturellen Veränderungen der Krankenhauslandschaft in Deutschland und die Etablierung von

PORT Gesundheitszentren soll diese Arbeit einen Beitrag zur gesundheitsfördernden Beratungs- und Versorgungsplanung für die Zielgruppe der Eltern und Kinder
leisten.

Mein herzlicher Dank gilt all den Menschen, die mich während der Erstellung
dieser Arbeit begleitet und unterstützt haben. Für die Betreuung während der
Entstehung dieser Forschungsarbeit möchte ich mich besonders bei Frau Prof. Dr.
Christiane Kugler für ihre stets wertschätzenden und zeitnahen Rückmeldungen
hinsichtlich all meiner Fragen und Anliegen bedanken. Nachhaltig motiviert hat
mich der Zuspruch und die Expertise von Frau Prof. Dr. Konopik hinsichtlich
der gewählten Thematik. Ihr danke ich an dieser Stelle für die Übernahme der
Zweitkorrektur.

Ein besonderer Dank gilt der Stiftung Begabtenförderung berufliche Bildung
des Bundesministeriums für Bildung und Forschung für die finanzielle und ideelle
Förderung während des Masterstudiums.

Weiterhin möchte ich meinen Kommilitoninnen Jutta Breichler und Anna
Volkmann danken für die vielen kritischen und konstruktiven Diskussionen im
Forschungsprozess und während des Studiums am Institut für Pflegewissenschaft
sowie insbesondere für eine unvergessliche gemeinsame Zeit in Freiburg.

Ein besonderer Dank geht an meine Kinder Johannes, Maria, Ronja und
Anouk – nicht nur für ihre Geduld während der Entstehung dieser Arbeit- sondern
während meines gesamten Studiums. Insbesondere bedanke ich mich an dieser
Stelle bei Thomas, der mich immer in meinen Ideen und Vorhaben bestärkt und
ermutigt, sowie für seine entgegenbrachte Geduld in turbulenten Phasen – und
für Vieles mehr.

Heidelberg   Nadine Lutz
im Dezember 2022

Zusammenfassung

Hintergrund

Das Aufsuchen von Kinderarztpraxen und pädiatrischen Notfallambulanzen aufgrund nichtdringlicher Behandlungsnotwendigkeit führt im Herbst 2022 zu einer der bisher größten Überlastungssituationen pädiatrischer Versorgungseinrichtungen in Deutschland. Als ursächlich dafür zeigt sich nach zwei Jahren Pandemie einerseits ein hohes Infektionsgeschehen sowie andererseits eine deutliche Zunahme der Verunsicherung von Eltern im Umgang mit Gesundheit und Krankheit. Elterliche Gesundheitskompetenz beeinflusst maßgeblich das gesundheitliche Outcome von Kindern sowie das Nutzerverhalten von Gesundheitseinrichtungen und stellt damit eine Schlüsselkompetenz hinsichtlich gesundheitlicher Chancengleichheit dar. Damit Eltern emanzipierte Entscheidungen treffen können, ist es unabdingbar, dass diese Gesundheitsinformationen finden, verstehen und einordnen können. Unterstützung erfahren Eltern hierbei durch personale Beratungsangebote.

Methode

Die vorliegende Arbeit analysiert Akteure und Themen personaler Beratungsangebote, die über das Internet beworben werden. Anhand von Suchbegriffen wurde eine systematisierte Internetrecherche mit der Suchmaschine „Google" durchgeführt. Erweitert wurde die Recherche durch das zielgerichtete Aufsuchen von Internetseiten bekannter Akteure. Die Erhebung erfolgte exemplarisch für eine Großstadt in Baden-Württemberg.

Ergebnisse

103 Internetseiten weisen themenrelevante Beratungsangebote auf. Beratung wird von 23 verschiedenen Berufsgruppen/ Qualifikationen zu 38 verschiedenen Themen angeboten, die im Stadtgebiet sehr heterogen verteilt sind. Es zeigt sich eine deutliche Dominanz beratender Akteure bei den Berufsgruppen der Hebammen, Sozialpädagogen/Sozialarbeitern und Beratungslehrern hinsichtlich der Beratungsthemen Stillen, Erziehung und Schule. Beratungsangebote zu Gesundheitsthemen konnten vergleichsweise wenig identifiziert werden. Die Aussagekraft der Internetseiten bezogen auf Inhalt und Struktur der Beratungsangebote ist mehrheitlich begrenzt.

Diskussion

Zur Beratung von Eltern hat sich eine unübersichtliche Beratungslandschaft mit vereinzelt thematischer Schwerpunktsetzung entwickelt. Eltern benötigen differenziertes Vorwissen um aus der Vielfalt von Beratungsangeboten im Internet ein geeignetes Angebot zu finden. Die bedeutsame Rolle pädiatrischer Pflegefachpersonen als beratende Akteure hinsichtlich des Erwerbs elterlicher Gesundheitskompetenz lässt sich nur unzureichend abbilden. Die aktuellen bundesweiten Entwicklungen von PORT Gesundheitszentren und der damit verbundenen neuen Aufgabenfelder akademisch qualifizierter Pflegefachpersonen zeigt sich als richtungsweisend für Eltern hinsichtlich eines niederschwelligen Zugangs zu Beratung und der damit verbundenen Steigerung elterlicher Gesundheitskompetenz.

Inhaltsverzeichnis

Abbildungsverzeichnis

Einleitung

1

Hintergrund Das Aufsuchen von Kinderarztpraxen und pädiatrischen Notfallambulanzen aufgrund nichtdringlicher Behandlungsnotwendigkeit führt im Herbst 2022 zu einer der bisher größten Überlastungssituationen von Versorgungseinrichtungen. Als ursächlich dafür zeigt sich nach zwei Jahren Pandemie einerseits ein hohes Infektionsgeschehen sowie andererseits eine deutliche Zunahme der Verunsicherung von Eltern im Umgang mit ihrem kranken Kind. Elterliche Gesundheitskompetenz beeinflusst maßgeblich das gesundheitliche Outcome von Kindern sowie das Nutzerverhalten von Gesundheitseinrichtungen und stellt damit eine Schlüsselkompetenz hinsichtlich gesundheitlicher Chancengleichheit dar. Damit Eltern emanzipierte Entscheidungen treffen können, ist es unabdingbar, dass diese Gesundheitsinformationen finden, verstehen und einordnen können. Unterstützung erfahren Eltern hierbei durch personale Beratungsangebote. Methode Die vorliegende Arbeit analysiert Akteure und Themen personaler Beratungsangebote, die über das Internet beworben werden. Anhand von Suchbegriffen wurde eine systematisierte Internetrecherche mit der Suchmaschine „Google" durchgeführt. Erweitert wurde die Recherche durch das zielgerichtete Aufsuchen von Internetseiten bekannter Akteure. Die Erhebung erfolgte exemplarisch für eine Großstadt in Baden-Württemberg. Ergebnisse 103 Internetseiten weisen themenrelevante Beratungsangebote auf. Beratung wird von 23 verschiedenen Berufsgruppen/ Qualifikationen zu 38 verschiedenen Themen angeboten, die im Stadtgebiet sehr heterogen verteilt sind. Es zeigt sich eine deutliche Dominanz beratender Akteure bei den Berufsgruppen der Hebammen, Sozialpädagogen/Sozialarbeitern und Beratungslehrern hinsichtlich der Beratungsthemen Stillen, Erziehung und Schule. Beratungsangebote zu Gesundheitsthemen konnten vergleichsweise wenig identifiziert werden. Die Aussagekraft der Internetseiten bezogen auf Inhalt und Struktur der Beratungsangebote ist mehrheitlich begrenzt. Diskussion Zur Beratung von Eltern hat sich eine unübersichtliche

© Der/die Autor(en), exklusiv lizenziert an Springer Fachmedien Wiesbaden GmbH, ein Teil von Springer Nature 2022
N. Lutz, *Elterliche Gesundheitskompetenz*,
https://doi.org/10.1007/978-3-658-40900-5_1

Beratungslandschaft mit vereinzelt thematischer Schwerpunktsetzung entwickelt. Eltern benötigen differenziertes Vorwissen um aus der Vielfalt von Beratungsangeboten im Internet ein geeignetes Angebot zu finden. Die bedeutsame Rolle pädiatrischer Pflegefachpersonen als beratende Akteure hinsichtlich des Erwerbs elterlicher Gesundheitskompetenz lässt sich nur unzureichend abbilden. Die aktuellen bundesweiten Entwicklungen von PORT Gesundheitszentren und der damit verbundenen neuen Aufgabenfelder akademisch qualifizierter Pflegefachpersonen zeigt sich als richtungsweisend für Eltern hinsichtlich eines niederschwelligen Zugangs zu Beratung und der damit verbundenen Steigerung elterlicher Gesundheitskompetenz.

1.1   Gesundheitskompetenz – Entwicklungen und Definitionen eines Konzeptes

Ein wachsendes komplexes Gesundheitssystem geht mit hohen Anforderungen an die Fähigkeit einher, sich darin zurechtzufinden. Um mit den zum Teil sehr widersprüchlichen gesundheitsbezogenen Informationen umgehen zu können und diese zu nutzen, bedarf es Fähigkeiten und Fertigkeiten, die in der Literatur unter dem Begriff der Gesundheitskompetenz (Health Literacy) subsumiert werden (Nutbeam 2008; Sørensen u. a. 2012). Aufgrund der sich entwickelten Vielfalt an Begriffsbestimmungen und einem ausstehenden Konsens über eine gemeinsame Definition von Gesundheitskompetenz (Sørensen u. a. 2012) erfolgt hierzu an dieser Stelle ein Überblick. Darauffolgend wird die für die vorliegende Arbeit geltende Definition bestimmt.

Gesundheitskompetenz, global benannt mit der Begrifflichkeit *Health Literacy*, bezeichnet ein international angewandtes Konzept, welches in den USA auf die Debatte der Alphabetisierung der amerikanischen Bevölkerung Ende der 80er Jahren zurückgeht. Die damals unzureichenden Ergebnisse einer Studie in Bezug auf die Literalität (Lesen, Schreiben und Rechnen) der Bevölkerung, war Ausgangspunkt hinsichtlich der Frage nach der Bedeutung und der Konsequenz dieser Einschränkungen im Umgang mit Gesundheitsthemen (Vogt u. a. 2016).

Während der Auffassung von Gesundheitskompetenz in den 90er Jahren noch ein funktionales Verständnis zugrunde lag, hat sich dieses bis heute zu einem multidimensionalen Verständnis weiterentwickelt (Malloy-Weir u. a. 2016).

Parker und Kollegen reduzierten Mitte der 90er Jahre den Begriff der Gesundheitskompetenz hauptsächlich auf die Kompetenz Gesundheitsinformationen zu verstehen, um Anweisungen zu befolgen „[...] *to apply literacy skills to health-related materials such as prescriptions, appointment cards, medicine labels, and directions for home health care "* (Parker u. a. 1995, S. 537). Die American Medical Association erweiterte 1999 diese Definition um weitere Fähigkeiten, die Patienten benötigen, um das Gesundheitssystem nutzen zu können sowie die dort erhaltene Informationen zu lesen, zu verstehen und auf der Basis dieser Informationen zu handeln, „*[...] a constellation of skills, including the ability to perform basic reading and numerical tasks required to function in the health care environment. Patients with adequate health literacy can read, understand, and act on health care information "* (Ad Hoc Committee on Health Literacy for the Council on Scientific Affairs, American und Medical Association 1999, S. 553). Nutbeam ergänzt 1998 das Konzept mit dem Begriff *Empowerment*. Gemeint ist hiermit die Befähigung des Individuums zu gesundheitlicher Autonomie und eigenständiger Gesundheitssicherung. Diese Definition wurde im weiteren Verlauf auch von der WHO (Weltgesundheitsorganisation) verwendet *"[...] the cognitive and social skills that determine the motivation and ability of individuals to gain access to, understand and use information in ways which promote and maintain good health. Health literacy means more than being able to read pamphlets and successfully make appointment. By improving peoples access to health information, and their capacity to use it effectively, health literacy is critical to empowerment "* (Nutbeam 1998, S. 357).

Nachfolgend unterteilt Nutbeam Gesundheitskompetenz in die funktionale, interaktive sowie die kritische Gesundheitskompetenz. Für die funktionale Gesundheitskompetenz beschreibt er das Finden und Verstehen von gesundheitsrelevanten Informationen. Hierbei handelt es sich hauptsächlich um den Erwerb von Wissen. Das Erlangen von interaktiver Gesundheitskompetenz fokussiert dagegen den Austausch sowie den Transfer von Gesundheitswissen hinsichtlich einer kommunikativen Form der Problemlösung von Gesundheitsfragen im Austausch mit Dritten wie Angehörigen der Familie, Selbsthilfegruppen oder den Gesundheitsberufen. Als dritte Form der Gesundheitskompetenz benennt Nutbeam die kritische Gesundheitskompetenz im Sinne eines aufgeklärten und reflektierten emanzipatorischen Umgangs mit Gesundheit (Nutbeam 2000, 2008).

In Deutschland wurde Anfang der 2000er Jahre Gesundheitskompetenz von Beginn an als ein sehr weit umfassendes Konzept definiert. Abel und Bruhin beschreiben 2003 Gesundheitskompetenz als wissensbasierte Kompetenz für eine gesundheitsförderliche Lebensführung (Abel und Bruhin 2003). Kickbusch und Kollegen benennen die Bildungsfrage im Zusammenhang mit Gesundheitskompetenz, im Sinne von Gesundheitserziehung, als vordergründig. Sie führen in diesem Zusammenhang Teilhabe und Selbstbestimmung als zentrale Aspekte der Gesundheitskompetenz auf und thematisieren die damit in Zusammenhang stehenden Machtfragen. Exemplarisch führen sie an dieser Stelle die hierarchische

Arzt-Patientenbeziehung sowie die Definitionsmacht über das Verständnis von Gesundheit und Krankheit auf (Kickbusch u. a. 2013) und formulieren umfassend:

> *„Unter Gesundheitskompetenz versteht man „die Fähigkeit des Einzelnen, im tägli-*
> *chen Leben Entscheidungen zu treffen, die sich positiv auf die Gesundheit auswirken*
> *zu Hause, am Arbeitsplatz, im Gesundheitssystem und in der Gesellschaft allgemein.*
> *Gesundheitskompetenz stärkt die Gestaltungs- und Entscheidungsfreiheit in Gesund-*
> *heitsfragen und verbessert die Fähigkeit, Gesundheitsinformationen zu finden, zu*
> *verstehen und in Handeln umzusetzen"* (Kickbusch und Hartung 2014, S. 51).

Der Europäische Health-Literacy-Forschungsverbund formulierte im Rahmen der von 2009 bis 2012 durchgeführten Europäischen Health Literacy Studie (HLS-EU) eine Definition von Gesundheitskompetenz basierend auf einer systematischen Übersichtsarbeit von Sorensen und Kollegen (Sørensen u. a. 2012). Erstmals wird nun Lebensqualität in eine Definition der Gesundheitskompetenz aufgenommen. Diese Definition wird der nachfolgenden Arbeit zugrunde gelegt. Sorensen und Kollegen formulieren auf Grundlage der Definitionen und Konzepte des Reviews Gesundheitskompetenz folgendermaßen:

> *„[...] linked to literacy and entails people´s knowledge, motivation and compe-*
> *tences to access, understand, appraise, and apply health information in order to*
> *make judgments and take decisions in everyday life concerning healthcare, disease*
> *prevention and health promotion to maintain or improve quality of life during the*
> *life course".* (Sørensen u. a. 2012, S. 3). Nachdem diese Definition für die vorlie-

gende Arbeit verwendet wird, erfolgt an dieser Stelle eine deutsche Übersetzung derselben:

> *Gesundheitskompetenz basiert auf allgemeiner Literalität und umfasst das*
> *Wissen, die Motivation und die Fähigkeiten von Menschen, relevante Gesundheits-*
> *informationen in unterschiedlicher Form zu finden, zu verstehen, zu beurteilen und*
> *anzuwenden, um im Alltag in den Bereichen der Krankheitsversorgung, Krankheits-*
> *prävention und Gesundheitsförderung Urteile fällen und Entscheidungen treffen zu*
> *können, die ihre Lebensqualität während des gesamten Lebensverlaufs erhalten*
> *oder verbessern.*

Bisher findet kein wissenschaftlicher Diskurs hinsichtlich der Übertragbarkeit einer Definition von Gesundheitskompetenz für sich selbst auf die Definition der Gesundheitskompetenz für einen Angehörigen statt.

1.2   Gesundheitsförderung, Prävention und Krankheitsbewältigung

In der Auseinandersetzung mit der Terminologie der Gesundheitskompetenz besteht die Notwendigkeit die Begrifflichkeiten der Gesundheitsförderung, Prävention sowie der Krankheitsbewältigung zu definieren.

In den vergangenen 20 Jahren entwickelten sich die Gesundheitswissenschaften als eigene Disziplin in Deutschland. Aufgrund der zunehmenden Kritik an der Dominanz rein medizinischer Sichtweisen sowie der damit verbundenen begrenzten Wirkung, insbesondere hinsichtlich der Versorgung von Menschen mit chronischen Erkrankungen, entstand die Notwendigkeit einer intensiven Auseinandersetzung mit präventiven und gesundheitsförderlichen Interventionen (Bormann 2012). Die Begrifflichkeiten Gesundheitsförderung und Prävention werden häufig im Zusammenhang verwendet, obwohl sie ursprünglich für ganz unterschiedliche Konzeptionen stehen. Gemeinsam ist beiden Begrifflichkeiten jedoch, dass es sich

> *„ um das gezielte Eingreifen von Akteuren, meist öffentlich und/ oder professionell autorisierter Personen und Institutionen handelt, um die sich abzeichnende oder bereits eingetretene Verschlechterungen der Gesundheit bei einzelnen Personen oder Bevölkerungsgruppen zu beeinflussen"* (Bundeszentrale für gesundheitliche Aufklärung 2011).

Gesundheitsförderung

Gesundheitsförderung bezeichnet *„alle Eingriffshandlungen, die der Stärkung von individuellen Fähigkeiten der Lebensbewältigung dienen"* (Hurrelmann u. a. 2014, S. 14). Fokussiert wird hierbei die Entstehung von Gesundheit durch Stärkung von Ressourcen und Schutzfaktoren im Sinne der salutogenetischen Sichtweise Antonovskys, der die Krankheits- und Risikoorientierung der Medizin in Frage stellt. Nicht die Krankheit wird in den Blick genommen, sondern Gesundheit und Wohlbefinden (Antonovsky und Franke 1997). In diesem Zusammenhang werden vier Schutzfaktoren definiert: Soziale und wirtschaftliche Faktoren, Umweltfaktoren, behaviorale und psychische Faktoren, sowie der Zugang zu gesundheitsrelevanten Leistungen (Hurrelmann u. a. 2014). In der Ottawa Charta der Weltgesundheitsorganisation wird Gesundheitsförderung beschrieben, die Menschen zu befähigen, größeren Einfluss auf die Erhaltung und Verbesserung ihrer Gesundheit zu nehmen (WHO (World Health Organisation) 1986). Empowerment sowie das Konzept gesundheitsfördernde Settings als

Lebens- und Handlungsräume bei der Planung von Maßnahmen einzubeziehen, gelten als Aufgabe aller Politikbereiche und als Schlüsselbegriffe der Gesundheitsförderung (Hurrelmann u. a. 2014). Diesen liegt ein mehrdimensionaler Interventionsansatz (individuell, sozial, umweltbezogen) zugrunde (Hurrelmann u. a. 2016), der als besonders wirkungsvoll beurteilt wird, wenn verhaltens- sowie verhältnisbezogene Herangehensweisen verbunden werden (Altgeld u. a. 2018). Aus medizinischer Perspektive ist an diesem Ansatz ungewohnt, dass Interventionen nicht auf das medizinische Versorgungssystem begrenzt bleiben. Vielmehr sind hierbei professionelle gesundheitsrelevante Akteure aus allen beruflichen und gesellschaftlichen Bereichen beteiligt (Troschke 2002).

Prävention
Prävention, häufig auch Krankheitsprävention genannt, bezeichnet *„alle Eingriffshandlungen, die dem Vermeiden des Eintretens oder des Ausbreiten einer Krankheit dienen"* (Hurrelmann u. a. 2014, S. 14) und orientiert sich an der Pathogenese. Unterschieden wird diesbezüglich hinsichtlich zeitlicher Verläufe der Erkrankungen in primäre Prävention – vor dem Auftreten einer Erkrankung (Krankheitsvermeidung), sekundäre Prävention – das Fortschreiten einer Erkrankung verhindern (Krankheitsfrüherkennung) sowie der tertiären Prävention – die Intensität einer Erkrankung mildern (Verhinderung von Folgeschäden nach Krankheitseintritt) (Bormann 2012). Präventionsmaßnahmen zielen einerseits auf die Veränderung individueller Verhaltensweisen sowie andererseits auf Veränderungen der Lebensverhältnisse (ebd.). Methoden der Prävention können edukativ, in Form von Information, Aufklärung, Schulung und Beratung sowie auch normativ-regulatorisch durch ökonomische Anreiz- und Bestrafsysteme erfolgen (Leppin 2014).

Krankheitsbewältigung
Die Art und Weise des Umgangs hinsichtlich krankheitsbedingter Belastungen, nimmt Einfluss darauf, welche Belastungsfolgen entstehen. Der Begriff der Bewältigung bezeichnet zunächst nur das Umgehen mit einer Situation, *„die aus objektiver Sicht, das heißt auf der Grundlage eines intersubjektiven Konsenses bezüglich der Belastungshaftigkeit und/oder aus subjektiver Sicht des Betroffenen in irgendeiner Weise belastend, schwierig, fordernd, oder unangenehm ist"* (Weber 1997, S. 7). Krankheitsbewältigung meint mit Belastungen bezüglich einer Erkrankung, der Mitteilung einer Diagnose, einer Verletzung oder eines Unfalles umgehen zu können (Krämer und Bengel 2016). Heim definiert Krankheitsbewältigung als *„das Bemühen, bereits bestehender oder zu erwartender Belastungen durch die Krankheit innerpsychisch (emotional, kognitiv) oder durch*

zielgerichtetes Verhalten und Handeln zu reduzieren, auszugleichen oder zu verarbeiten" (Heim 1998, S. 9). Krankheitsbewältigung bezeichnet alle Reaktionen, die ein Mensch im Kontext einer Erkrankung zeigt, um mit den Anforderungen dieser Erkrankungen zurecht zu kommen – unabhängig davon, ob die Bewältigung gelingt oder nicht. Wie Krankheitsbewältigung jeweils gestaltet werden kann, steht im Zusammenhang mit der individuellen Gesundheitskompetenz und zeigt sich in der Inanspruchnahme von Einrichtungen des Gesundheitssystems (Krämer und Bengel 2016).

1.3   Potenzielle Auswirkungen unzureichender Gesundheitskompetenz

Die Bedürfnisse sowie Anforderungen von Nutzern des Gesundheitssystems sind nicht immer deckungsgleich mit den zur Verfügung stehenden Leistungsangeboten. Dies wird im Nutzerverhalten der Bevölkerung erkennbar (Scherer u. a. 2017). Deutlich wird dies insbesondere durch die hohe Frequenz an Konsultationen von Haus- und Fachärzten sowie der vielfach unangemessenen Beanspruchung von Notfallambulanzen (Rattay u. a. 2013; Bergmann u. a. 2005).

Deutschlandweit ist diesbezüglich ein Anstieg zu beobachten, welcher die vorhandenen bundesweiten Versorgungsstrukturen vor erhebliche personelle sowie organisatorische Herausforderungen stellt und diese zunehmend zu überfordern droht (Fleischmann 2019). In einer erstmalig deutschlandweit durchgeführten Fallzahlanalyse beschreiben Wahlster und Kollegen von 2009 bis 2015 einen Anstieg der Besuche von Patienten in Notfallambulanzen um 4 %. Insbesondere bei jungen Erwachsenen im Alter von 20 bis 34 Jahren ist eine überproportionale Steigerung zu verzeichnen. Im Bereich der pädiatrischen Versorgung ist ebenfalls ein stetiger Anstieg von Patientenzahlen in Notfallambulanzen erkennbar (Wahlster u. a. 2019). Im Herbst 2022 löst dies eine der bisher höchsten Überlastungen pädiatrischer Versorgungssystemen aus. Auch hierbei handelt es sich mehrheitlich um nichtdringliche Behandlungssituationen, weswegen Eltern diese mit ihren Kindern aufsuchen.

Organisatorische und strukturelle Ursachen, sowie Angst und Unsicherheit im Umgang mit dem erkrankten Kind werden in den bisher durchgeführten Studien für die Beanspruchung von pädiatrischen Notfallambulanzen benannt. (Bernhard u. a. 2011; Fegeler u. a. 2014; Koller und Damm 2013; Löber u. a. 2019; Lutz u. a. 2018; Waldhauser u. a. 2013). Überwiegend die schnelle Erreichbarkeit

der Kliniken sowie die nicht immer passgenauen Öffnungszeiten niedergelasse-
ner Kinderärzte werden zudem diskutiert (Hoepffner u. a. 2000). In einer 2016
durchgeführten Erhebung gaben Mitarbeitende von pädiatrischen Notfallambulanzen an, dass eine Vorstellung der Kinder beim niedergelassenen Kinderarzt am
nächsten Tag mehrheitlich ausreichend gewesen wäre. Als am häufigsten gestellte
Diagnosen in Notfallambulanzen benannten die Befragten Infekte der oberen
Atemwege, unklares Fieber, gastrointestinale Infekte und unklare Bauchschmerzen. Zudem waren die Befragten dieser Erhebung mehrheitlich der Meinung,
dass Elternberatungsangebote notwendig sind (91 %), um die Vorstellungsfre-
quenz in pädiatrischen Notfallambulanzen zu senken (Lutz u. a. 2018). Diese
Ergebnisse weisen Parallelen zu den Angaben von befragten Eltern und Begleit-
personen in einer 2019 durchgeführten Erhebung von Löber und Kollegen auf.
Berichtet wird einerseits von einer Diskrepanz zwischen medizinischer und subjektiver Dringlichkeit sowie auch von strukturelle Ursachen. Ebenso die fehlende
Kenntnis alternativer Versorgungsmöglichkeiten wird in diesem Zusammenhang
beschrieben (Löber u. a. 2019).

1.4   Gesundheitskompetenz in Deutschland

Neben strukturellen Fehlleitungen, welche inzwischen vielfach politische Auf-
merksamkeit erfahren, rückt die Betrachtung der Gesundheitskompetenz der
Bevölkerung in Deutschland in den letzten Jahren immer mehr ins Zentrum der
Aufmerksamkeit (Berens u. a. 2016; Merz 2016; Jordan und Töppich 2015).

Der 2012 durchgeführte European Health Literacy Survey (HLS-EU), an
welchem Deutschland mit dem Bundesland Nordrhein-Westfalen beteiligt war,
gab erste Hinweise auf die vergleichsweise niedrige Gesundheitskompetenz in
Deutschland. Dieser Befund konnte in einer 2013 bis 2016 durchgeführten
repräsentativen Erhebung für Deutschland bestätigt werden. Die Datenerhebung
erfolgte zu den Bereichen Prävention, Gesundheitsförderung sowie Krankheitsbewältigung. Ein geringer Anteil der Bevölkerung in Deutschland (7,3 %), weist
demnach ein exzellentes Gesundheitskompetenzniveau auf, während 38,4 % der
Bevölkerung ein als ausreichend zu bezeichnendes Gesundheitskompetenzniveau
erreichen.

Der größte Anteil der Bevölkerung (44,6 %) weist ein problematisches Gesundheitskompetenzniveau auf, so dass insgesamt über die Hälfte der deutschen Bevölkerung Schwierigkeiten im Umgang mit Gesundheitsinformationen hat. Insbesondere vulnerable Bevölkerungsgruppen, die von sozialer und gesundheitlicher Ungleichheit bedroht sind, weisen eine niedrige Gesundheitskompetenz auf. Dabei handelt es sich um Menschen mit Migrationshintergrund, niedrigem Bildungsstand sowie um chronisch erkrankte und ältere Menschen. Im Bereich der Gesundheitsförderung zeigt sich die geringste Gesundheitskompetenz, während in den Bereichen Prävention und Krankheitsbewältigung eine höhere Gesundheitskompetenz beschrieben wird (Bergmann u. a. 2005; Jordan und Hoebel 2015; Rattay u. a. 2013; Schaeffer u. a. 2018; 2016).

1.5   Elterliche Gesundheitskompetenz – stellvertretend für das Kind

Eltern werden geht für viele Paare mit weitreichenden Veränderungen einher. Hohe gesellschaftliche sowie auch individuelle Erwartungen an die zukünftige Rolle, sowie die kaum mehr vorhandenen Möglichkeiten des generationalen Lernens in der Großfamilie führen zu Verunsicherung und Stress (Brisch 2019). Berufstätigkeit, Erziehung sowie das Leben als Familie zu gestalten, sind Entwicklungsaufgaben, die Eltern bewältigen müssen. Verantwortung für Entscheidungen, nicht nur für sich selbst zu tragen, geht mit Herausforderungen einher, welche sich neben anderen insbesondere im Umgang mit Gesundheit und Krankheit zeigen. Nicht selten beherrschen Leistungsdruck, Zeit- und Organisationsdruck den Alltag von Eltern und die Erkrankung eines Kindes bringt das System Familie aus dem Gleichgewicht (Merkle und Wippermann 2008). Schnepp und Hübner konstatieren 2010 *„Es müssen nicht die wirklich tragischen und bedrohlichen Erkrankungen eines Kindes sein, die hohe Anforderungen an Eltern stellen. Die ganz normalen und erwartbaren Krankheiten reichen aus, damit der Alltag aus den Fugen gerät. Masern, Windpocken, Röteln, eine schwere Erkältung, Fieber, Durchfall und Erbrechen stellen Eltern allesamt vor die Aufgabe, ihr krankes Kind zu pflegen [...]"* (Schnepp und Hübner 2010).

Elterliche Gesundheitskompetenz bedeutet somit die Übernahme einer *stellvertretenden Gesundheitskompetenz* der Eltern für ihr Kind. Schaeffer und Pelikan heben hervor, dass die Gesundheitskompetenz von Eltern in deutlichem Zusammenhang mit Wohlstand und Bildung steht. Diese beeinflussenden Faktoren wirken sich zudem entscheidend auf die Gesundheitskompetenz der Kinder aus (Schaeffer und Pelikan 2017).

„Kinder sind maßgeblich darauf angewiesen, dass Eltern ihre gesundheitliche Situation und ihr Wohlbefinden richtig wahrnehmen, einschätzen und kritisch bewerten sowie daraus adäquate Handlungsentscheidungen für Behandlungs- und Versorgungsmaßnahmen sowie Krankheitsprävention und Gesundheitsförderung ableiten können" (Schaeffer und Pelikan 2017, S. 37).

Demnach handelt es sich bei Kindern – aufgrund des bestehenden Abhängigkeitsverhältnisses zu ihren Eltern – um eine höchst vulnerable Gruppe. Familie als Sozialisationsraum hinsichtlich Kindergesundheit sowie der Entwicklung kindlicher Gesundheitskompetenz erfordert daher ein hohes Maß an Aufmerksamkeit und Unterstützung.

Bisher wird die elterliche Gesundheitskompetenz in der Literatur nur ansatzweise diskutiert (Howe und Winterhalter 2013). In einem Review von De Walt und Kollegen wird der Zusammenhang der Alphabetisierung von Eltern mit dem gesundheitlichen Outcome der Kinder sowie die häufig zugrundeliegende soziale Ungleichheit beschrieben (DeWalt und Hink 2009). Internationale Studien bezüglich elterlicher Gesundheitskompetenz beschäftigen sich mit sehr spezifischen Themen, wie der Dosierung von Medikamenten (Williams u. a. 2019), der Fußgesundheit (Hodgson u. a. 2019), chronischen Erkrankungen wie Asthma (Harrington u. a. 2015) und Diabetes (Howe u. a. 2015) sowie der Entlassung, und der nachfolgenden Versorgung der Kinder durch die Eltern (Glick u. a. 2017). Die Autoren berichten von Korrelationen im Zusammenhang der Gesundheitskompetenz von Eltern und dem Outcome der Kinder. Die Notwendigkeit einer Einschätzung der Gesundheitskompetenz durch die Gesundheitsprofessionen sowie die darauf folgende passgenaue Kommunikation mit den Eltern genauer zu betrachten wird mehrfach betont (Glick u. a. 2017; Howe u. a. 2015; Howe und Winterhalter 2013; Otal u. a. 2012). In einer 2015 durchgeführten Erhebung zur Gesundheitskompetenz von Jugendlichen konnten Quenzel und Kollegen feststellen, dass die Schulbildung von Jugendlichen weniger Einfluss auf die Entwicklung der Gesundheitskompetenz hat, als die Bildung der Eltern und der Wohlstand der Familie. Zugrundeliegende Konzepte hinsichtlich der Weitergabe von Gesundheitskompetenz innerhalb der Familie benennen sie schlussfolgernd als bisher kaum beachtet und als äußerst forschungsrelevant (Quenzel u. a. 2015).

In Deutschland erfuhr die Gesundheitskompetenz von Eltern zeitgleich mit der Auseinandersetzung der Gesundheitskompetenz in der Allgemeinbevölkerung an Aufmerksamkeit (Beelemann 2006; Brandl-Bredenbeck und Brettschneider 2010; Robert-Koch-Institut, Bundeszentrale für Gesundheitliche Aufklärung 2008). In einer 2018 veröffentlichten Studie der AOK (Allgemeinen Ortskrankenkasse) zur

Selbsteinschätzung der eigenen Gesundheitskompetenz sowie stellvertretend für ihre Kinder wurden 4896 Eltern befragt. Hierbei wurde deutlich, dass es 23 % der befragten Eltern schwerfällt, Informationen zu Erkrankungen zu finden. Ebenfalls 19 % fanden es schwer, Medieninformationen über Gesundheitsförderung zu verstehen. Die größten Schwierigkeiten hatten die befragten Eltern jedoch mit dem Beurteilen von Informationen zur Gesundheit ihrer Kinder. So fanden es 37 % der Eltern schwierig, zu beurteilen, wann es sinnvoll ist, eine ärztliche Meinung einzuholen, und 42 % der Eltern fiel es schwer, zu beurteilen, ob die Informationen, die sie in den Medien zur Gesundheit ihrer Kinder finden, vertrauenswürdig sind. Auf Grundlage von Informationen aus den Medien zu entscheiden, wie Eltern ihre Kinder vor Krankheiten schützen können (Prävention) oder Gesundheit fördern können (Gesundheitsförderung) fiel ebenfalls 34 % der Befragten schwer. Zudem gaben 25 % der Befragten an, dass es ihnen schwerfällt, Entscheidungen hinsichtlich der Erkrankungen ihrer Kinder zu treffen (Krankheitsbewältigung). Insgesamt schätzten 49 % der befragten Eltern ihre Gesundheitskompetenz als eingeschränkt ein, 32 % der Eltern beurteilten ihre Gesundheitskompetenz als problematisch und 19 % beurteilten diese als inadäquat (AOK-Familienstudie 2018). Die Ergebnisse weisen Parallelen zur Gesundheitskompetenz der Allgemeinbevölkerung auf. Mehr als die Hälfte der Bevölkerung sieht sich im Umgang mit gesundheitsrelevanten Informationen vor Schwierigkeiten gestellt (Schaeffer u. a. 2016).

Nachfolgend soll ein Einblick in das Informationsverhalten der Bevölkerung in Deutschland zu Gesundheitsthemen gewährt werden. Beschreibungen bezüglich des Informationsverhaltens von Eltern konnten in der Literatur nicht identifiziert werden. Insgesamt wird die wissenschaftliche Auseinandersetzung mit dem Themengebiet der Gesundheitskommunikation als ein eher neues Forschungsfeld dargestellt (Rossmann u. a. 2019)

1.6 Informationsverhalten zu Gesundheitsthemen

In einer 2017 durchgeführten repräsentativen Bevölkerungsumfrage der Bertelsmann Stiftung, wurden 1074 Nutzer gefragt, an welchen Stellen sie sich in den vergangenen 12 Monaten zu Gesundheitsfragen informiert haben. Die hierbei am häufigsten genutzten Quellen stellten neben Radio, Fernsehen und traditionellen Printmedien (62 %) persönliche Gespräche mit Ärzten, Therapeuten und Pflegefachpersonen (56 %) sowie Gespräche mit Familienangehörigen, Freunden und Kollegen (54 %) dar. 47 % der Befragten informieren sich über das Internet. Am

wenigsten genutzt wurden Beratungsstellen und Gesundheits- oder Bildungsein-
richtungen (9 %), Telefoninformationen bei Krankenkassen und Patienten- und
Verbraucherschutzorganisationen (12 %) sowie Gespräche mit anderen Patienten/
Betroffenen (14 %) (Marstedt 2018).

Die mehrheitlich verbreitete Entscheidung Hausärzte als eine der ersten Anlauf-
adressen bei Gesundheitsfragen und Gesundheitsinformationen aufzusuchen,
wurde bereits 2014 in einer Erhebung zur Gesundheitskompetenz vulnerabler
Bevölkerungsgruppen ermittelt. Auch in dieser Erhebung stellten Beratungsstellen, die am wenigsten genutzten Institutionen dar. Ein erheblicher Teil der
Befragten gab jedoch auch an, den Arzt häufig nicht zu verstehen (Quenzel und
Schaeffer 2016). Dass es sich hierbei nicht nur um eine Problematik handelt, die
vulnerable Gruppen betrifft, zeigt sich in der Gesamterhebung zur Gesundheitskompetenz in Deutschland. In dieser Studie gaben mehr als 40 % der Befragten
Schwierigkeiten an, Haus- und Fachärzte sowie auch Informationen der Krankenkassen nicht verstanden zu haben (Schaeffer u. a. 2018). Eltern hingegen geben
im Vergleich zur Gesamtbevölkerung seltener Probleme in der Kommunikation
mit Ärzten hinsichtlich der Verständlichkeit von Gesundheitsinformationen an
(Eltern 19 %, Allgemeinbevölkerung 40 %, AOK-Familienstudie 2018).

Gesundheitskompetenz zeigt sich zwar auf der individuellen Ebene und
wird häufig auch an Personen gemessen, jedoch ist Gesundheitskompetenz das
Ergebnis aus individuellen Fähigkeiten und den Anforderungen sowie den zur
Verfügung stehenden Unterstützungsformen (Dierks 2017). Dem umgebenden
Gesundheitssystem misst Dierks insbesondere auch hinsichtlich der motivatio-
nalen Einflussfaktoren auf die Entwicklung von Gesundheitskompetenz eine
entscheidende Rolle zu und konstatiert diesbezüglich eine Vernachlässigung in
den bisher geführten Diskussionen (ebd.).

In einer qualitativen Erhebung, in welcher Personen befragt wurden, welche Fähigkeiten Menschen benötigen um gesundheitskompetent zu handeln,
wurden neben den üblichen internen Dimensionen von Gesundheitskompetenz
auch externe Dimensionen benannt. Hierbei stellte sich heraus, dass **Zeit,
Hilfe von außen, finanzielle Ressourcen** sowie die **Kompetenz der beratenden
Gesundheitsberufe** als entscheidend wichtige Unterstützung zum Erwerb von
Gesundheitskompetenz angesehen werden (Dierks und Seidel 2016).

Jordan und Töppich konstatieren 2015:

*„Das Ausmaß von Gesundheitskompetenz ist abhängig von individuellen Voraus-
setzungen und erworbenen Kompetenzen und der Angemessenheit, Fachlichkeit,
Verständlichkeit, Sichtbarkeit, Verfügbarkeit sowie der Vermittlungsform der Informationen"* (Jordan und Töppich 2015b, S. 921).

1.7 Strategien zur Verbesserung der Gesundheitskompetenz in Deutschland

Die Gesundheitskompetenz in Deutschland zu stärken wurde 2018 als Ziel im Nationalen Aktionsplan Gesundheitskompetenz benannt. Die Gesundheitskompetenz der Bevölkerung soll in allen Lebenswelten gefördert werden und das Gesundheitssystem soll nutzerfreundlich und gesundheitskompetent gestaltet werden (Schaeffer u. a. 2018). Es wurden Handlungsempfehlungen in folgenden vier Bereichen formuliert: *Gesundheitskompetenz in allen Lebenswelten fördern*, das *Gesundheitssystem nutzerfreundlich und gesundheitskompetent gestalten, gesundheitskompetent mit chronischer Erkrankung leben* sowie *Gesundheitskompetenz systematisch erforschen* (Schaeffer u. a. 2018).

Eltern als gesundheitskompetent handelnde Erwachsenen im Interesse ihrer Kinder werden zwar nicht explizit benannt, es wird jedoch, neben den allgemein formulierten Zielen für die Gesamtbevölkerung in Deutschland, im Handlungsbereich *Gesundheitskompetenz in allen Lebenswelten fördern* deutlich, dass die Notwendigkeit besteht, Familien und insbesondere Eltern hierbei in den Blick zu nehmen. Einerseits besteht die Erfordernis Eltern im Sinne der Gesundheit ihrer Kinder zu mehr Gesundheitskompetenz zu verhelfen, sowie sie andererseits dazu zu befähigen, möglichst früh im Lebenslauf die Gesundheitskompetenz ihrer Kinder anzubahnen und zu fördern. Neben den im Aktionsplan Gesundheitskompetenz von Schaeffer und Kollegen benannten öffentlichen Einrichtungen wie Kindertagesstätten und Schulen (Schaeffer u. a. 2018) gelten Familien sowie insbesondere Eltern als entscheidende Akteure hinsichtlich des informellen Lernens ihrer Kinder (Hafen 2017; Kolip und Lademann 2016).

Die *Förderung der Gesundheitskompetenz so früh wie möglich im Lebenslauf zu beginnen* wird in den Strategiepapieren hervorgehoben. Es werden Maßnahmen benannt, die im Erziehungs- und Bildungssystem erfolgen sollen. Kindertagesstätten, Schulen sowie Einrichtungen der Erwachsenenbildung werden als primäre Settings benannt (Schaeffer u. a. 2018).

Nicht nur in den alltäglichen Lebenswelten bedarf es der Förderung von Gesundheitskompetenz, sondern auch **innerhalb des Gesundheitssystems** sind diesbezüglich Anstrengungen notwendig. Verdeutlicht wird dies in einem weiteren Strategiepapier, in welchem das Ziel *Gesundheitskompetenz als Standard auf allen Ebenen im Gesundheitssystem zu verankern* formuliert ist. Für die Gestaltung eines nutzerfreundlichen Gesundheitssystems, wird insbesondere die Schaffung der hierfür notwendigen Strukturen beschrieben. Ziel hierbei ist es, den Nutzern des Gesundheitssystems einen kompetenten und selbstbestimmten Umgang mit gesundheitsrelevanten Informationen zu ermöglichen (Schaeffer u. a. 2018).

Die Notwendigkeit, die Gesundheitsprofessionen für die damit verbundenen Aufgaben zu gewinnen wird zudem verdeutlicht. Beispielhaft wird der in einigen Bundesländern bereits erfolgte Einsatz von Schulgesundheitspflegefachpersonen an Schulen benannt (Schaeffer u. a. 2018). Die Förderung von Gesundheit als pflegerische Aufgabe beschreiben Schaeffer u. a. als bisher in Deutschland kaum in die Praxis umgesetzt. Sie beschreiben den Themenbereich für die Pflege jedoch als unabdingbar hinsichtlich der Entwicklungen des deutschen Gesundheitssystems und benennen diesbezüglich Aufgabengebiete insbesondere für akademisch ausgebildete Pflegefachpersonen (Schaeffer und Pelikan 2017).

Beratung als Instrument zur Förderung von Gesundheitskompetenz
Zahlreiche Faktoren beeinflussen das Wirkungspotential von Gesundheitsinformationen. Das individuelle Gelingen von Aufmerksamkeitslenkung, Wissensvermittlung sowie der Herstellung eines Selbstbezuges gehen einer Verhaltensänderung, die vielfach Ziel der Gesundheitsförderung darstellt, voraus. Gesundheitsinformationen dienen hierbei zur Auseinandersetzung mit einer Thematik und sollen meist als massenmediale Kommunikation zu Handlungsbereitschaft animieren (Baumann und Möhring 2004; Lücke und Baumann 2007).

Die Wirksamkeit der alleinigen Bereitstellung von verständlichem Informationsmaterial zur Wissenserweiterung wird, gerade bei Menschen mit geringer Gesundheitskompetenz, jedoch als sehr niedrig eingeschätzt. Die Bereitstellung von Gesundheitsinformationen über das Internet stellt daher keinen Ersatz zu einer Offlineunterstützung dar. Sowohl die Beteiligten selbst als auch das Fachpersonal betrachten Internetinformationen jedoch als sinnvolle Ergänzung (Link 2016). Die alleinige Verfügbarkeit von Informationen zur Verbesserung der Gesundheitskompetenz reicht jedoch nicht aus und es bedarf der Unterstützung in der Überführung von dem erworbenen oder bereits vorhandenen Wissen in kritische Reflexions- und Handlungskompetenz (Braun 2017; Fromm u. a. 2011; Nutbeam 2000, 2008). Beschrieben wird zudem die notwendige Interaktion sowie die Bereitstellung von spezifischen Informationen, je mehr sich eine Person Richtung Verhaltensänderung bewegt. Baumann, Möhring und Lücke betonen an dieser Stelle den notwendigen persönlichen oder medialen Dialog im sozialen Umfeld oder mit Experten des Gesundheitswesen (Baumann und Möhring 2004; Lücke und Baumann 2007)

Formuliert wird im Nationalen Aktionsplan Gesundheitskompetenz ein mehrdimensionales sektorenübergreifendes Vorgehen, mit dem Ziel, die individuellen Bedürfnisse der Nutzer in den Blick zu nehmen (Schaeffer u. a. 2018).

Bereits 2003 konstatiert der Sachverständigenrat für die konzertierte Aktion im Gesundheitswesen:

„Bessere Information, Beratung und Schulung befähigt Versicherte und Patienten zu selbstbestimmtem Handeln, zur kritischeren Nutzung von Gesundheitsdienstleistungen und führt dazu, dass Betroffene sowohl zu einem effizienteren Umgang mit Ressourcen als auch zur Verbesserung der Versorgungsqualität beitragen können. Informierte Patienten sind nicht nur zufriedener, sie sind auch kooperativer. Der informierte Patient wird bislang unzureichend als eine wichtige Kraft zur Lösung von Problemen im Gesundheitswesen erkannt. Noch investiert das Gesundheitssystem beinahe ausschließlich in Experten und ihre technische Ausstattung und nur selten direkt in die Versicherten oder Patienten" (Sachverständigenrat für die Konzertierte Aktion im Gesundheitswesen 2003, S. 220).

In einem Positionspapier fordert die Deutsche Gesellschaft für Beratung 2019 mehr Beratung im Gesundheitswesen hinsichtlich der Unterstützung von Patienten bei Entscheidung und Problemlösung. Des Weiteren wird hervorgehoben, dass Beratung Ressourcen aktiviert sowie gesundheitsfördernd, präventiv, kurativ sowie auch rehabilitativ wirksam sein kann (Deutsche Gesellschaft für Beratung 2019).

In einem systematische Review hinsichtlich Methoden zur Förderung der Gesundheitskompetenz von Eltern beschreiben De Walt und Kollegen eine Kombination von schriftlichem Material und einer kurzen Beratung als zielführend (DeWalt und Hink 2009). Hurrelmann und Kollegen berichten im Zusammenhang mit der Evaluation eines Elterntrainings von einer besseren Erreichbarkeit der Eltern, durch eine in einem Setting eingebundene Variante von Beratung. Die sogenannte „Zugeh-Struktur" ermöglicht es insbesondere Eltern mit geringem Bildungsniveau, Eltern aus niedrig sozioökonomischen Soziallagen sowie Eltern mit Migrationshintergrund ein Beratungsangebot in Anspruch zu nehmen (Hurrelmann u. a. 2013). In einer 2006 durchgeführten Elternbefragung hinsichtlich der Stärkung der Elternkompetenz in Schwangerschaft und früher Kindheit wurde deutlich, dass insbesondere personale Beratungsangebote von Eltern als hilfreich angesehen werden (Stierle 2006).

1.8   PORT Gesundheitszentren als Orte niederschwelliger Beratung

Laut einer von der Robert-Bosch-Stiftung in Auftrag gegebenen Studie des IGES Instituts (2021) werden im Jahr 2035 vier von zehn Landkreisen in Deutschland hausärztlich unterversorgt sein. Insbesondere der demografische Wandel sowie die damit einhergehende Zunahme der Belastung der Primärversorgung war daher Anlass für die Robert-Bosch-Stiftung 2015 das Förderprogramm „PORT-Patientenorientierte Zentren zur Primärversorgung" zu starten.

Ziel des Programmes ist es, eine an den Bedarfen der Bevölkerung ausgerichteten Gesundheitsversorgung zu gewährleisten. Nicht nur die Bewältigung von Krankheit, sondern insbesondere auch die präventive und gesundheitsfördernde Perspektive und Beratung multiprofessioneller Teams stehen hierbei im Vordergrund. Die Zusammenarbeit aller beteiligten Professionen der Gesundheits- und Sozialberufe auf Augenhöhe mit ihren je eigenen Expertisen ist dem Konzept immanent und bedeutet für Deutschland eine Neuausrichtung der Versorgungsstrukturen in der Primärversorgung.

Seit 2017 fördert die Robert-Bosch-Stiftung inzwischen an bundesweit 13 Standorten die Etablierung von Gesundheitszentren sowie den Aufbau kooperierender Institutionen und Dienste. Im Vorfeld erfolgt jeweils eine Analyse hinsichtlich der Versorgungsbedarfe der jeweiligen Bevölkerung im Einzugsgebiet. Erste Evaluationen zeigen eine hohe Patienten- und Mitarbeiterzufriedenheit (IGES-Institut, Robert-Bosch-Stiftung 2021).

Auch für Kinder und deren Eltern ist bereits heute eine deutlich spürbare Versorgungsknappheit durch einen Mangel an Kinderärzten in der Primärversorgung im ländlichen Raum zu verzeichnen. Zudem bedarf es hinsichtlich der Förderung elterlicher Gesundheitskompetenz die Sichtweise aller beteiligter Berufsgruppen über die gesamte Entwicklungsspanne vom Neugeborenen bis hin zum Jugendlichen und jungen Erwachsenen. Elternberatung zu bündeln und einen niederschwelligen Zugang zu schaffen zeigt sich durch die Etablierung von PORT Gesundheitszentren daher als ein richtungsweisendes und zukunftsfähiges Modell für Deutschland.

Methodisches Vorgehen 2

2.1 Zielsetzung und Fragestellung

Die Unterstützung von Eltern hinsichtlich der Verbesserung ihrer Gesundheitskompetenz, stellvertretend in Bezug auf ihre Kinder und deren Gesundheit, ist unabdingbar. Insbesondere die bereits beschriebenen Inhalte der Strategiepapiere des Nationalen Aktionsplans Gesundheitskompetenz machen dies deutlich. Die Förderung von Gesundheitskompetenz, *so früh wie möglich im Lebenslauf zu beginnen*, kann nicht ohne Eltern gedacht werden.

Es besteht zudem die dringende Notwendigkeit Gesundheitskompetenz als Standard auf allen Ebenen des Gesundheitssystems sowie in allen Lebensbereichen zu verankern. Kommunen, Freie Träger sowie auch Einrichtungen des Gesundheitswesens bieten zur Förderung der elterlichen Gesundheitskompetenz bereits Unterstützung in Form von Information, Schulung sowie auch Beratung an. Die hohe Komplexität der vielfältigen Akteure sowie der oftmals intransparenten Zuständigkeiten hinsichtlich der zur Verfügung stehenden Leistungsangebote führt jedoch zu Unübersichtlichkeit und Überforderung der Nutzer (Fromm u. a. 2011). Zudem gibt es bisher wenig nutzerfreundliche Informations- und Beratungsangebote hinsichtlich der Förderung von Gesundheitskompetenz (Kolpatzik 2017).

Eine systematisch aufbereitete Übersicht bereits bestehender personaler Beratungsangebote zur Förderung elterlicher Gesundheitskompetenz sowie Forschungsergebnisse über die Verfügbarkeit dieser Angebote liegen bisher in

Ergänzende Information Die elektronische Version dieses Kapitels enthält Zusatzmaterial, auf das über folgenden Link zugegriffen werden kann https://doi.org/10.1007/978-3-658-40900-5_2.

N. Lutz, *Elterliche Gesundheitskompetenz*,
https://doi.org/10.1007/978-3-658-40900-5_2

Deutschland nicht vor. Die nachfolgende Analyse soll bisherige Strukturen und Akteure, exemplarisch für eine Großstadt in Baden-Württemberg, sichtbar machen. Es wird dadurch ein erster Einblick hinsichtlich der Verfügbarkeit von Beratungsangeboten zur Förderung elterlicher Gesundheitskompetenz ermöglicht. Ziel der Erhebung war es, im Internet verfügbare personale Beratungsangebote zur Förderung elterlicher Gesundheitskompetenz sowie die jeweiligen Akteure zu identifizieren und zu analysieren.

Fragestellung
Um personale Beratungsangebote zur Förderung elterlicher Gesundheitskompetenz sowie die jeweiligen Akteure zu identifizieren, waren hierbei nachfolgende Fragestellungen forschungsleitend:

1. Welche Unterstützungsangebote zur Verbesserung der elterlichen Gesundheitskompetenz in Form von personaler Beratung gibt es für Eltern **innerhalb** des Gesundheitssystems?
   und
2. Welche Unterstützungsangebote zur Verbesserung der elterlichen Gesundheitskompetenz in Form von personaler Beratung gibt es für Eltern **außerhalb** des Gesundheitssystems?

Folgende Subfragstellungen wurden hierbei berücksichtigt:

- Zu welchen Themen wird beraten?
- Wer sind die Anbieter der Beratungsangebote?
- Wer berät?
- Wo finden die Beratungsangebote statt?
- Zu welchen Zeiten finden Beratungsangebote statt?
- Sind die Beratungsangebote kostenpflichtig oder kostenfrei?
- Sind die Beratungsangebote in verschiedenen Sprachen verfügbar?
- Welche Beratungsform wird angeboten?

Literaturrecherche
Eine ausführliche Literaturrecherche erfolgte hierzu in den Datenbanken PubMed, Carelit, Cinhal und WISE erfolgen. Google Scholar wurde als ergänzende Suchmaschine genutzt und durch das Schneeballsystem wurden relevante Artikel gesichtet. Der umfangreiche Literaturkatalog des Fachbereichs Sozial- und Gesundheitswesen der Hochschule Ludwigshafen sowie der Literaturbestand des

Instituts für Pflegewissenschaft der Universität Freiburg wurde ebenfalls herangezogen. Die Ausgaben der Zeitschrift Padua, bekannt für Veröffentlichungen
hinsichtlich des Themengebietes Beratung in der Pflege, das Onlinearchiv des
Bundesgesundheitsblattes, die Internetseiten des Institut für Qualität und Wirtschaftlichkeit im Gesundheitswesen (IQWiG), des Robert Koch Institutes (RKI)
sowie das Studienarchiv der Bundeszentrale für gesundheitliche Aufklärung
(BZGA) stellten weitere Quellen der Recherche dar.

2.2 Studiendesign

Gemäß dem Ziel der Identifizierung von personalen Beratungsangeboten zur
Förderung der elterlichen Gesundheitskompetenz sowie der jeweiligen Akteure
wurde eine systematisierte Internetrecherche sowie die Analyse der identifizierten Internetseiten angewendet. Ein exploratives Vorgehen ermöglichte einen
umfassenden Einblick in die bisher unerforschte Thematik.

Aufgrund der erwartbar hohen Ergebnisse einer systematisierten Internetrecherche und der dafür begrenzt zur Verfügung stehenden Zeit, wurde eine
lokale Einschränkung vorgenommen. Die Erhebung wurde daher exemplarisch
für eine Großstadt in Baden-Württemberg durchgeführt. Im Internet identifizierte
personale Beratungsangebote zur Förderung elterlicher Gesundheitskompetenz
sowie die jeweiligen Akteure wurden aufgrund der dem Forschungsvorhabens
zugrundeliegenden Methode für die Stadt Heidelberg erhoben.

2.3 Setting

Heidelberg ist mit einer Anzahl von 160 000 Einwohnern eine Großstadt in
Deutschland. Als Universitätsstadt zeichnet sie sich durch einen hohen Anteil
junger Einwohner aus. So waren 2018 39 % der Einwohner jünger als 30 Jahre
und 16 % der Einwohner älter als 65 Jahre. Der Ausländeranteil lag bei 21 %.
Mit rund 1500 Geburten und 1260 Sterbefällen hat die Stadt 2018 diesbezüglich
einen Bevölkerungszuwachs zu verzeichnen. In 15 % der Haushalte lebten 2018
Kinder unter 18 Jahren. Mit 41 % ist in Heidelberg ein hoher Anteil von Akademikern wohnhaft (Amt für Stadtentwicklung und Statistik Heidelberg 2018a).
Hiermit unterscheidet sich die Zusammensetzung der Bevölkerung in Heidelberg
zum Bundesdurchschnitt. So waren 2018 30 % der Einwohner in Deutschland
unter 30 Jahre alt und 22 % der Einwohner waren älter als 65 Jahre. Der Ausländeranteil lag bei 12 %. (Statistisches Bundesamt 2018a). Außerdem lag der Anteil

von Haushalten mit Familien mit Kindern unter 18 Jahren bei 19,5 % (Statistisches Bundesamt 2019). In Deutschland lag die Sterberate 2018 mit 954900 über der Geburtenrate von 787500 (Statistisches Bundesamt 2018b). Der Akademikeranteil in Deutschland liegt im Bundesdurchschnitt 2018 bei 22 % (Bundesagentur für Arbeit 2019), (Abb. 2.1).

Bevölkerung	Heidelberg	Deutschland
unter 30 Jahren	39%	30%
über 65 Jahre	16%	22%
Ausländeranteil	21%	12%
Haushalte mit Kindern unter 18 Jahren	15%	19,5%
Geburten	1500	787 500
Sterbefälle	1260	954 900
Akademiker	41%	22%
Arbeitslosenquote 2016	4,4%	6,1%

Abb. 2.1 Bevölkerung Heidelberg/ Deutschland 2018

Die hohe Quote von Akademikern trägt zu einer ungleichen Einkommensverteilung bei. Im Bericht zur sozialen Lage Heidelbergs 2018 werden statistisch aufbereitete Daten von 2013 aufgezeigt. „27,7 Prozent der steuerpflichtigen Bevölkerung – mit einem Einkommen von weniger als 10.000 Euro kam auf nur 1,6 Prozent des Gesamteinkommens aller Steuerpflichtigen. Die rund fünf Prozent Bestverdiener mit Einkünften von 125.000 Euro und mehr realisierten hingegen fast die Hälfte (45,2 Prozent) des Gesamtbetrags. Heidelberg zählt damit zu den drei baden-württembergischen Kreisen mit der stärksten ungleichen Verteilung der veranlagten Einkommen. Mit einer Einkommensmillionärsdichte von 13,0 auf 10.000 Steuerpflichtige liegt Heidelberg nach Baden-Baden (18,7) damit an zweiter Stelle" (Amt für Stadtentwicklung und Statistik Heidelberg 2018b, S. 10). Die Arbeitslosenquote lag 2016 bei 4,4 % (vgl. ebd., S. 14). Bundesweit belief diese sich 2016 auf 6,1 % (Bundesagentur für Arbeit 2017).

Heidelberg weist zusammen mit der Universitätsstadt Freiburg die beste ärztliche Versorgungsquote bundesweit auf (Klose und Rehbein 2017). Die sehr gute Versorgung durch Kinderärzte, Kinder- und Jugendlichenpsychotherapeuten sowie die Versorgung durch eine Kinderklinik vor Ort erhöht möglicherweise die Verfügbarkeit personaler Beratungsangebote innerhalb des Gesundheitswesens.

Im Nachhaltigkeitsbericht 2018 formuliert die Stadt Ziele hinsichtlich der Themenbereiche Gesundheit fördern, gesündere Kindheit ermöglichen, lebenslanges Lernen unterstützen und Beratungs- Dienstleistungs- und Serviceangebote im Stadtteil entsprechend der demographischen Entwicklung anpassen (Stadt Heidelberg 2018).

2.4 Datenerhebungsmethode und Instrumente

Die Recherche im Internet gehört, neben der Recherche in Bibliotheken und Büchereien, zu den Basismethoden der Informationsbeschaffung (Bundeszentrale für politische Bildung 2013). Sehr große Datenmengen können bei geringem Kostenaufwand durch die Nutzung des Internets generiert werden (Welker und Wünsch 2010). Zur Identifizierung von Beratungsangeboten im Internet kann bei thematisch eingegrenzten Analysen, wie der Suche nach konkreten Themen, auf Suchmaschinen zurückgegriffen werden. Suchmaschinen sind sinnvoll für Fragestellungen, die durch das Aufzählen und Verknüpfen von Einzelbegriffen kategorisierbar sind und spiegeln das normale Surfverhalten von Nutzern wider. Das heißt, gefunden und analysiert werden die Internetseiten, die Nutzer ebenfalls über Suchmaschinen finden können (Welker und Wünsch 2010).

„Google" als benutzernahe Suchmaschine
Mit einem Marktanteil von 94,8 % ist *„Google"* die am häufigsten genutzte Suchmaschine in Deutschland (SEO-Summery 2019). Um das Suchverhalten der Nutzer möglichst treffend zu imitieren, wurde für die geplante Erhebung ebenfalls *„Google"* als Suchmaschine verwendet. In einem Expertengespräch mit einem Bibliothekar der Universitätsbibliothek Freiburg im Januar 2020 wurde die Entscheidung, das Instrument *„Google"* als Suchmaschine für die vorliegende Fragestellung zu verwenden, bekräftigt.

Folgendes Vorgehen gilt bei der Suche mit einer Suchmaschine als handlungsleitend

1. ein oder mehrere Begriffe werden in die Suchleiste eingegeben
2. die Suchmaschine gibt eine Liste von Treffern aus
3. die ausgegebenen Treffer zeigen den Titel der Webseite sowie die Internetadresse an.

Identifizierung von Beratungsangeboten unbekannter Akteure
Zur Erhebung von Beratungsangeboten **unbekannter Akteure** wurde die Per-
spektive der Beratungssuchenden eingenommen. Hierbei wurden durch Online-
Recherchen mittels der Verwendung von einfachen Begriffspaaren über das
„*Google*" Suchportal Informationen generiert. Um die Trefferquote zu erhö-
hen wurde für alle Begriffspaare vier verschiedene Schreibweisen angewandt
(Suchstrategie1, Anhang).

In einem ersten Schritt wurden für jeden Suchlauf die ersten 3 Ergebnisseiten
à 10 Verlinkungen durchgesehen. Jede Internetseite wurde nach Beratungsangeboten für Eltern durchsucht. Für jede Recherche wurde festgehalten, wie viele
der Ergebnisse sich auf Beratungsangebote zur Förderung elterlicher Gesundheitskompetenz beziehen. Diese wurden als themenrelevante Treffer gezählt.

Identifizierung von Beratungsangeboten bekannter Akteure
Akteure, die zur Förderung von Gesundheitskompetenz beitragen sollen, sind
im nationalen Aktionsplan Gesundheitskompetenz 2018 für die Förderung
der Gesundheitskompetenz innerhalb sowie außerhalb des Gesundheitssystems
beschrieben (Schaeffer u. a. 2018). Da es sich hierbei jedoch um allgemeine
Formulierungen handelt, wurde eine Übertragbarkeit hinsichtlich entsprechender
Akteure für die Beratung von Eltern vorgenommen. Die Internetseiten **bekannter Akteure** wurden in einem zweiten Schritt gezielt aufgesucht (Suchstrategie 2,
Anhang).

Angelehnt an die im Nationalen Aktionsplan Gesundheitskompetenz benannten Akteure wurden Internetseiten gezielt aufgesucht und innerhalb oder außerhalb des Gesundheitssystems eingeordnet.

2.5   Operationalisierung

Um eine systematisierte Suche durchzuführen wurden drei Begriffscluster erstellt.
Das erste Cluster enthält Begriffe, die sich aus der Forschungsfrage ergaben und
möglicherweise auch auf den Internetseiten der Anbieter hinterlegt sein könnten. In einem zweiten Cluster wurden Begriffe definiert, welche die häufigsten
Diagnosen widerspiegeln, weshalb sich Eltern mit ihren Kindern in Notfallambulanzen vorstellen (Fegeler u. a. 2014; Koller und Damm 2013; Löber u. a. 2019;
Lutz u. a. 2018). Das dritte Cluster enthält Begriffe, die in einem Experteninter-
view mit einem langjährig in Klinik und Praxis tätigen Kinderarzt in Erfahrung
gebracht werden konnten. Die Einzelbegriffe der Cluster wurden immer mit den
Begriffen Beratung und Heidelberg kombiniert (Suchstrategie 1 siehe Anhang).

2.6 Dokumentation erhobener Daten

Zeitgleich mit der geplanten Internetrecherche wurden die aufgefundenen Beratungsangebote dokumentiert und kategorisiert. Die Dokumentation erfolgte mit dem Datenverwaltungsprogramm Excel. Beratungsinhalt, Anbieter, Angebotsform, Beruf/Qualifikation der beratenden Person, Beratungsform, Beratungsort, Zeit, Kosten, Sprache und der jeweilige Internetlink der Startseite, unter welchem das Angebot zu finden ist, wurden erfasst. Zudem wurde ein Screenshot der jeweiligen Internetstartseite zur Dokumentensicherung archiviert. Nachfolgend werden die der Erhebung zugrundeliegenden Kategorien stichpunktartig erläutert.

Anbieter

a) **Innerhalb des Gesundheitssystems:**
   Praxen: Hebammen, Kinderärzte, Kinder- und Jugendlichenpsychotherapeuten
   Kliniken: Kinderklinik, Kliniken mit Geburtenabteilung
   Ambulante Pflegedienste: ambulante Krankenpflegedienste (Anbieter von Pflegeberatungsbesuchen nach § 37), ambulante Kinderkrankenpflegedienste
   Krankenkassen: Krankenkassen mit Niederlassung im Stadtgebiet (gesetzlich und privat)
   Gesundheitsamt sowie **Pflegeeinrichtungen für Kinder**

b) **Außerhalb des Gesundheitssystems:**
   Öffentliche sowie Freie Träger nehmen in der Beratung eine bedeutende Rolle außerhalb des Gesundheitssystems ein. Öffentliche Träger unterliegen dem öffentlichen Recht, sind also in der Regel staatlich. Dazu zählen Bund, Länder und Kommunen und deren Einrichtungen und Behörden. Freie Träger unterliegen dagegen dem Privatrecht, sind somit „frei" von der Verpflichtung staatliche Leistungen zu erbringen, kooperieren jedoch häufig mit öffentlichen Trägern. Es handelt sich hierbei zum Beispiel um einen Vereine, eine Gesellschaft mit beschränkter Haftung (GmbH) oder eine Stiftung bürgerlichen Rechts (Juraforum 2020), die durch öffentliche Träger gefördert werden, jedoch ebenfalls finanzielle Eigenmittel einbringen (Bauer 2011). Bei kommerziellen Trägern handelt es sich um privat gewerbliche Organisationen (Holdenrieder 2020).

Öffentliche Träger (Schulen, Kindertageseinrichtungen, Volkshochschulen, Pflegestützpunkte, Kinder- und Jugendamt, Frühe Hilfen), **Freie Träger** (Arbeiterwohlfahrt (AWO), Caritas und Diakonie, Deutsches Rotes Kreuz (DRK), Malteser, Johanniter, pro familia) sowie **Kommerzielle Träger**.

<u>Angebotsform:</u> Kategorien der Angebotsform können Gruppenangebote oder Einzelangebote sein. Erfasst wird zudem, ob es sich bei den Beratungsangeboten um „Zugeh"- oder „Komm"-Angebote handelt. „Angebote mit einer „Zugeh-Struktur" sind in ein bestimmtes Setting eingebunden und stehen der Zielgruppe dort zur Verfügung, wo sie sich regelmäßig aufhält. Im Gegensatz dazu erfordern Angebote mit einer „Komm-Struktur" die Eigeninitiative im Aufsuchen der Angebote und werden selten von sozial schlechter gestellten Personengruppen wahrgenommen" (Sörensen u. a. 2018).

<u>Beratungsinhalte:</u> Beratungsinhalte wurden thematisch erfasst. Anschließend erfolgte eine Zuordnung zu den Konzepten der Gesundheitsförderung, Prävention sowie der Krankheitsbewältigung.

<u>Beratende Personen:</u> Erhoben wurde die jeweilige Berufsbezeichnung/ Qualifikation der beratenden Personen

<u>Ort:</u> Erfasst wurde die Postleitzahl, um die Häufigkeit von Beratungsangebote innerhalb der Stadt darzustellen.

<u>Zeit:</u> Erhoben wurde, zu welchen Zeiten Beratungsangebote stattfinden. Vormittags (8–12 Uhr), nachmittags (12–17 Uhr) oder abends (17–22 Uhr), wochentags oder am Wochenende.

<u>Kosten:</u> Ermittelt wurde, ob Beratungsangebote kostenfrei oder kostenpflichtig sind.

<u>Sprache:</u> Die Möglichkeit, ob Beratungsangebote, neben der deutschen Sprache, auch in weiteren Sprachen angeboten wird, wurde erhoben.

Um die Häufigkeit der Anbieter sowie der jeweils beratenden Berufsgruppen personaler Beratung für Eltern in den Stadtteilen darzustellen, wurde auf Grundlage der erhobenen Daten eine Übersichtskarte für die Stadt Heidelberg erstellt. In Beziehung gesetzt wurden die Daten mit dem in den Stadtteilen jeweils prozentualen Anteil von Kindern und Jugendlichen unter 18 Jahren auf Grundlage des Datenatlas Heidelberg 2018.

2.7 Methoden der Datenauswertung

Die Auswertung der Daten unterlag einem deskriptiven Verfahren. Hierbei erfolgte eine Auflistung der identifizierten Internetseiten. Es wurden Tabellen, graphische Darstellungen und charakteristische Maßzahlen verwendet. Die Datenanalyse hat ausschließlich deskriptiven Charakter (Kamps 2018). Objektivität und Validität konnten durch eine transparente Beschreibung der Datenerhebung sichergestellt werden, während die Reliabilität aufgrund der gewählten Methode limitiert ist.

2.8 Ethische Aspekte

Da es sich bei der Forschungsmethode um eine internetbasierte systematisierte Recherche zu Beratungsangeboten handelte und keine personenbezogenen Daten erhoben wurden, war ein Ethikvotum der hiesigen Ethikkommission nicht erforderlich.

Ergebnisse 3

Nachfolgend wird an erster Stelle die Auffindbarkeit von Internetseiten mit Angeboten personaler Beratung für Eltern aufgezeigt. Hierbei soll in Abschnitt 3.1 und 3.2 ein Überblick darüber erfolgen, welche <u>Beratungsthemen</u> und welche <u>Akteure</u> durch die Anwendung von Suchstrategie 1 und Suchstrategie 2 identifiziert wurden. Im Anschluss daran wird eine Zuordnung der identifizierten Beratungsthemen zu den Kategorien Gesundheitsförderung, Prävention und Krankheitsbewältigung vorgenommen.

Es folgt darauf eine zusammenfassende Darstellung der Ergebnisse der beiden angewandten Suchstrategien. Beratungsangebote, Beruf bzw. Qualifikation sowie die jeweiligen zugrundeliegenden strukturellen Rahmenbedingungen werden hierbei in den Blick genommen. Aufgezeigt wird abschließend die räumliche Verteilung der beratenden Akteure im Stadtgebiet.

3.1 Beratungsangebote unbekannter Akteure

3.1.1 Auffindbarkeit von Internetseiten (unbekannte Akteure, Suchstrategie 1)

Durch die Recherche mit dem Internetsuchdienst „Google" wurden in 88 Suchläufen 2640 Internet Verlinkungen überprüft (siehe Suchstrategie 1 im Anhang). Identifiziert werden konnten **34 themenrelevante Internetseiten** mit Hinweisen zu **26 Themen** personaler Beratungsangebote (Abb. 3.1).

© Der/die Autor(en), exklusiv lizenziert an Springer Fachmedien Wiesbaden GmbH, ein Teil von Springer Nature 2022
N. Lutz, *Elterliche Gesundheitskompetenz*,
https://doi.org/10.1007/978-3-658-40900-5_3

Akteure			
außerhalb des Gesundheitssystems: 67,7%, innerhalb des Gesundheitssystems: 32,3%			
Akteure <u>außerhalb</u> des Gesundheitssystems	Beratungsthemen der Akteure	Beruf/ Qualifikation der Akteure	Treffer
Öffentlicher Träger, (Kommune) (14,7%)			
Kinder und Jugendamt Stadt Heidelberg Elternberatung in Kindertageseinrichtungen Anlaufstelle Frühe Hilfen	Entwicklung Erziehung Ernährung Schreien Säuglingspflege Schule Pubertät	Psychologe Kinderarzt Familienhebamme Frauenarzt Familiengesundheits- und Kinderkrankenpfleger	15
Tiefburgschule Heidelberg	Gewalt/Mobbing	Sozialpädagoge/ Sozialarbeiter	1
Hölderlin Gymnasium	Schule	Beratungslehrer	1
Staatliches Schulamt Mannheim, Schulpsychologische Beratungsstelle Heidelberg	Schule	Beratungslehrer Psychologe	1
Elisabeth von Thadden Schule	Schule Sucht Chronische Erkrankung Emotionale Probleme	Sozialpädagoge/ Sozialarbeiter	1
Freie Träger (41,2%)			
AGFJ Familienhilfe-Stiftung Sozialpädagogische Familienhilfe	Erziehung Schule Pubertät Emotionale Probleme	keine Angaben	2
AKJP Institut für analytische Kinder- und Jugendlichen-Psychotherapie Heidelberg e.V.	Gewalt/Mobbing Erziehung	keine Angaben	1

Abb. 3.1 Beratungsangebote unbekannter Akteure, Beratungsthemen und Beruf/ Qualifikation (Suchstrategie 1)

Akteure außerhalb des Gesundheits-systems	Beratungs-themen der Akteure	Beruf/ Qualifikation der Akteure	Treffer
Freie Träger (41,2%)			
AWO Kreisverband Heidelberg e. V	Erziehung Schule Gewalt/Mobbing	Psychologe, Sozialpädagoge/ Sozialarbeiter	3
Caritas Psychologische Beratungsstelle	Erziehung Entwicklung Krankheits-bewältigung Gewalt/ Mobbing Emotionale Probleme	Sozialpädagoge/ Sozialarbeiter Psychologe	9
Diakonisches Werk der Evangelischen Kirche Heidelberg	Erziehung Sucht	keine Angaben	3
Erzdiözese Freiburg, Fachverband für Prä-vention und Rehabilita-tion, Suchtberatung Heidelberg	Sucht	Sozialpädagoge/ Sozialarbeiter Erziehungs-wissenschaftler Psychologe	1
Evangelische Stadtmission Heidelberg e.V. blaueskreuz	Sucht	keine Angaben	3
Freie Wohlfahrtspflege Deutsche Hauptstelle für Suchtfragen e.V. Heidelberg	Sucht	Sozialpädagoge/ Sozialarbeiter Psychologen	1
Lebenshilfe Heidelberg e.V.	Behinderung	keine Angaben	1
Internationales Frauen- und Familienzentrum, staatlich anerkannte Beratungsstelle für Schwangerschaftskonflik, Ehe- und Lebensberatung	Erziehung Gewalt/Mobbing	keine Angaben	1
LuCa Heidelberg e.V. | Genderfachstelle für Bildung und Gesundheitsförderung, Werkstatt Parität GmbH	Gewalt/Mobbing Essstörung	Sozialpädagoge/ Sozialarbeiter Erziehungs-wissenschaftler	2
Sozialdienst Katholischer Frauen e.V. Heidelberg, St. Paulusheim	Ernährung, Stillen Säuglingspflege Schlafen	Hebamme	1

Abb. 3.1 (Fortsetzung)

Akteure **außerhalb** des Gesundheitssystems	Beratungsthemen der Akteure	Beruf/ Qualifikation der Akteure	Treffer
Freie Träger (41,2%)			
pro familia	Entwicklung Stillen Säuglingspflege Pubertät	keine Angaben	7
Vivo e.V. Heidelberg	Emotionale Probleme Essstörung Sucht	Sozialpädagoge/ Sozialarbeiter Gesundheitsberater Heilpraktiker Biochemiker	1
Kommerzielle Anbieter (11,8%)			
Coaching für Kinder, Jugendliche und Eltern, Krämer	Schule Ernährung	Systemischer Coach	1
Frühinterventionszentrum Heidelberg, Joos	Schule Entwicklung Sprachförderung	Psychologe Logopäde Kindheitspädagoge Sonderpädagoge/ Sozialarbeiter	2
Still- und Laktationsberatung Heidelberg, Lahusen-Wetzel	Ernährung Stillen Trageberatung	Gesundheits- und Kinderkrankenpfleger	1
Zentrum für Entwicklung und Lernen, Heidelberg	Sprachförderung	Sozialpädagoge/ Sozialarbeiter Psychologen	5
Akteure **innerhalb** des Gesundheitssystems	Beratungsthemen der Akteure	Beruf/ Qualifikation der Akteure	Treffer
Praxen (17,6%)			
Kinderarztpraxis Fehr, Programm Obeldicks Rhein-Neckar	Ernährung Bewegung	Psychologe Kinderarzt Ernährungsberater Bewegungstherapeut	1
Kinderarztpraxis Fritzsching	Ernährung, Frühgeburt Asthma Heuschnupfen	Kinderarzt Ernährungsberater	1

Abb. 3.1   (Fortsetzung)

Akteure **innerhalb** des Gesundheitssystems	Beratungs-themen der Akteure	Beruf/ Qualifikation der Akteure	Treffer
Praxen (17,6%)			
Neuropädiatrische Kinderarztpraxis Bußmann (Privatpatienten)	Entwicklung Kopfschmerz Behinderung Fieberkrampf	Kinderarzt	5
Praxis für Kinder- & Jugendlichenpsycho-therapie, Reuner	Epilepsie Frühgeburt	Psychologe, Kinder- und Jugendlichen-psychotherapeut	1
Psychologische Praxis, Tuschner	Schule, Pubertät Emotionale Probleme	Psychologe	1
Praxis für Psychotherapie Schmitz, Ambulanz für Schreibabys	Stillen, Schlafen Schreien	Psychotherapeut	1
Kliniken (14,7%)			
Krankenhaus St. Josefs, Elterntreff	Entwicklung Schlafen Ernährung Schreien	Gesundheits- und Kinderkranken-pfleger	1
Krankenhaus Salem, Elternschule	Säuglingspflege Stillen Schlafen Erste-Hilfe am Kind	keine Angaben	2
Universitätsklinikum Heidelberg, Institut für psychosoziale Prävention	Emotionale Probleme Ernährung Schlafen Schreien	Psychologe Arzt	2
Universitätsklinikum Heidelberg, Zentrum für Kinder und Jugendmedizin	Ernährung Chronische Erkrankungen	Kinderarzt	2
Universitätsklinikum Heidelberg, Frauenklinik	Stillberatung für diabetische Schwangere Säuglingspflege Ernährung Erste-Hilfe am Kind	Kinderarzt Fachfrau für Kinderernährung	1

Abb. 3.1 (Fortsetzung)

Hierbei handelt es sich überwiegend um Beratungsangebote von Akteuren außerhalb des Gesundheitssystems (67,7 %), insbesondere um Beratungsangebote Freier Träger (41,2 %). Akteure einzelner Internetseiten konnten durch die Verwendung unterschiedlicher Suchwortkombinationen mehrfach identifiziert werden. Eine deutliche Dominanz zeigt sich hierbei insbesondere für folgende vier Einrichtungen: Kinder- und Jugendamt der Stadt Heidelberg (15 Treffer), Psychologische Beratungsstelle der Caritas (9 Treffer), pro familia (7 Treffer), Zentrum für Entwicklung und Lernen Heidelberg (5 Treffer) sowie für eine Kinderneurologische Privatpraxis (5 Treffer), (Abb. 3.1).

3.1.2   Beratungsthemen (unbekannte Akteure, Suchstrategie 1)

Am häufigsten wird Beratung zu gesundheitsfördernden und krankheitspräventiven Themen wie Erziehung (10,9 %), Entwicklung (10,5 %), Pubertät (8,1 %) Schule (8,1 %), Emotionale Probleme (7,4 %) Ernährung (6,7 %) und Gewalt/Mobbing (6,6 %) angeboten. Beratungsangebote zu Themen der Krankheitsbewältigung hingegen, konnten mehrheitlich nur vereinzelt identifiziert werden (Abb. 3.2).

3.1.3   Beruf/ Qualifikation (unbekannte Akteure, Suchstrategie1)

Über die Hälfte (57,5 %) der Angaben zu Beruf bzw. Qualifikation der beratenden Personen entfallen auf drei Berufsgruppen. Hierbei handelt es sich um die Berufsgruppe der Psychologen (26,5 %), die der Sozialpädagogen bzw. Sozialarbeiter (18,5 %) und die der Kinderärzte (12,5 %). Auch Beratungslehrer werden mehrfach genannt (4,5 %) während weitere 19 Berufsgruppen bzw. Qualifikationen (38 %) jeweils einmal (2 %) identifiziert werden konnten (Familienhebamme, Hebamme, Familiengesundheits- und Kinderkrankenpfleger, Gesundheits- und Kinderkrankenpfleger, Fachfrau für Kinderernährung, Kindheitspädagoge, Kinder- und Jugendlichenpsychotherapeut, Psychotherapeut, Sonderpädagoge, Logopäde, Arzt, Frauenarzt, Erziehungswissenschaftler, Heilpraktiker, Ernährungsberater, Bewegungstherapeut, Gesundheitsberater, Biochemiker, Systemischer Coach) (Abb. 3.3).

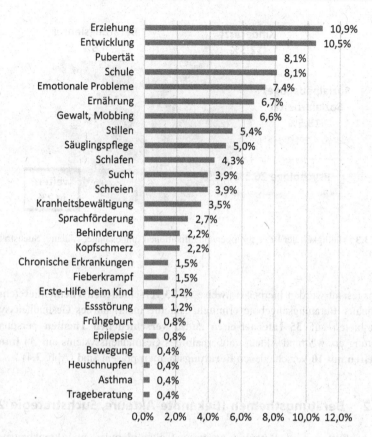

Abb. 3.2 Häufigkeit der Beratungsthemen unbekannter Akteure

3.2   Beratungsangebote bekannter Akteure (Suchstrategie 2)

3.2.1   Auffindbarkeit von Internetseiten

In einem zweiten Schritt wurden durch das Aufsuchen bereits bekannter Akteure mithilfe von Adressdatenbanken (im Anhang) sowie dem Internetsuchdienst „Google" weitere 319 Akteure innerhalb (n = 169) und außerhalb (n = 150) des Gesundheitssystems identifiziert.

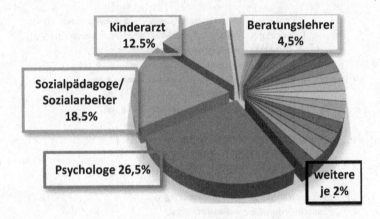

Abb. 3.3 Häufigkeit der Berufsgruppen/Qualifikationen (unbekannter Akteure, Suchstrategie 1)

Insgesamt wurden hierbei Hinweise zu **23 verschiedenen Themenbereichen** personaler Beratungsangebote ermittelt. Akteure innerhalb des Gesundheitssystems bieten auf **35 Internetseiten zu 22 verschiedenen Themen** personale Beratung an, während Akteure außerhalb des Gesundheitssystems auf **34 Internetseiten mit 10** verschiedenen **Beratungsthemen** präsent sind (Abb. 3.4)

3.2.2 Beratungsthemen (Bekannte Akteure, Suchstrategie 2)

Am häufigsten wird Beratung zu gesundheitsfördernden und krankheitspräventiven Themen wie Schule (28,1 %), Stillen (17 %), Erziehung (6,8 %) und Ernährung (6 %) angeboten. Beratungsangebote zu Krankheitsbewältigung konnten mehrheitlich nur vereinzelt identifiziert werden (Abb. 3.5).

Akteure mit Beratungsangebot					
außerhalb des Gesundheitssystems: 49,3% innerhalb des Gesundheitssystems: 50,7%					
Akteure außerhalb des Gesundheits- systems	Akteure gesamt	Akteure mit Internet -seite	Akteure mit Beratungs- angebot	Beratungs- themen der Akteure	Beruf/ Qualifikation der Akteure
Öffentliche Träger mit Beratungsangebot 47,8%					
Schulen	34	34	31	Schule Erziehung Emotionale Probleme Sucht Gewalt/ Mobbing Chronische Erkrankung- en Essstörung Entwicklung	Beratungs- lehrer Sozial- pädagogen/ Sozialarbeiter Kinder- und Jugendlichen- psychotherap eut
Kindertages einrich- tungen	110	110	1	Erziehung	Kinder- und Jugendlichen- psycho- therapeut
Pflegestütz- punkt kommunal	1	1	0	keine	
Volkshoch- schule	1	1	1	Erste- Hilfe am Kind	keine Angaben

Abb. 3.4 Beratungsangebote bekannter Akteure, Beratungsthemen und Beruf/ Qualifikation (Suchstrategie 2)

Akteure außerhalb des Gesundheits-systems	Akteure gesamt	Akteure mit Internet-seite	Akteure mit Beratungs-angebot	Beratungs-themen der Akteure	Beruf/ Qualifikation der Akteure
Freie Träger mit Beratungsangebot 1,4%					
Pflegeein-richtungen für Kinder	2	2	1	Erziehung	keine Angaben
Johanniter	1	1	0	keine	
Malteser	1	1	0	keine	
gesamt	150	150	34		
Akteure innerhalb des Gesund-heits-systems	**Akteure gesamt**	**Akteure mit Internet-seite**	**Akteure mit Berat-ungs-angebot**	**Beratungs-themen der Akteure**	**Beruf/ Qualifikation der Akteure**
Praxen mit Beratungsangebot 49,3%					
Kinderärzte	15	15	6	Psychosoma-tische Krank-heitsbilder Asthma Chronische Erkrankungen Ernährung Erziehung Impfberatung Sportmedizin Reisemedizin Neuro-dermitis	Kinderärzte

Abb. 3.4 (Fortsetzung)

Akteure innerhalb des Gesundheitssystems	Akteure gesamt	Akteure mit Internet-seite	Akteure mit Bera-tungs-angebot	Beratungs-themen der Akteure	Beruf/ Qualifikation der Akteure
Hebammen	66	51	24	Stillen Ernährung Säuglings-pflege Schlafen Schreien Erste-Hilfe am Kind	Hebammen
Kinder- und Jugend-lichen-psychothera peuten	40	40	4	Schule Emotionale Probleme Entwicklung Gewalt Mobbing Schlafen Bettnässen Diabetes Eltern-Säuglings-Beratung Essstörung Hautkrank-heiten Umgang mit Erkrankung Neuro-dermitis Schmerz	Kinder- und Jugendlichen-psycho-therapeuten

Abb. 3.4 (Fortsetzung)

Akteure innerhalb des Gesundheitssystems	Akteure gesamt	Akteure mit Internet seite	Akteure mit Beratungsangebot	Beratungsthemen der Akteure	Beruf/ Qualifikation der Akteure
Ambulante Pflegedienste - kein Beratungsangebot					
Ambulante KinderkrankenPflegedienste	1	1	0	keine	keine
Ambulante Krankenpflegedienste	26	17	0	keine	keine
Kliniken mit Beratungsangebot 1,4%					
Klinik mit Geburtenabteilung	1	1	1	Säuglingspflege Stillen	Gesundheitsund Kinderkrankenpfleger
Gesundheit samt	1	1	0	keine	keine
Krankenkassen - kein Beratungsangebot					
Krankenkasse privat	10	10	0	keine	keine
Krankenkassen gesetzlich	9	9	0	keine	keine
gesamt	169	145	35		
Akteure innerhalb und außerhalb des Gesundheitssystems gesamt	319	295	69		

Abb. 3.4　(Fortsetzung)

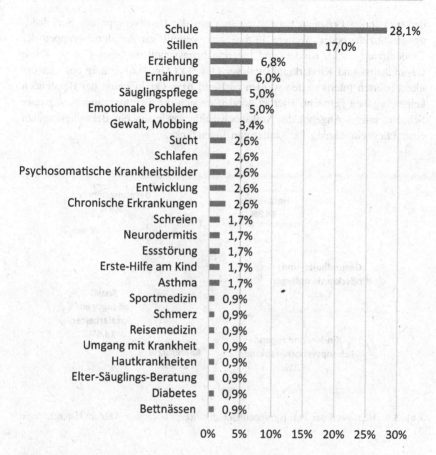

Abb. 3.5 Häufigkeit der Beratungsthemen bekannter Akteure (Suchstrategie 2)

3.2.3 Beruf/ Qualifikation (bekannte Akteure, Suchstrategie 2)

Auf 94,2 % der gesichteten Internetseiten werden Berufe/ Qualifikationen der Beratenden erkennbar. Hebammen und Beratungslehrer stellen hierbei, kongruent zu der Häufigkeit des Angebotes der Beratungsthemen Schule und Stillen, mehr als die Hälfte der beratenden Berufsgruppen dar (62,9 %). Bei 18,6 %

der beratenden Personen handelt es sich um die Berufsgruppe der Sozialpäd-
agogen/Sozialarbeiter. Weitere 18,5 % sind verteilt auf die Berufsgruppen der
Kinderärzte (10 %), Kinder- und Jugendlichenpsychotherapeuten (7,1 %) sowie
Gesundheits- und Kinderkrankenpfleger (1,4 %) (Abb. 3.6). Einzig auf vier der
identifizierten Internetseiten werden zu Beruf bzw. Qualifikation der Beratenden
keine Angaben gemacht. Hierbei handelt es sich um Beratungsangebote zweier
Schulen, einem Angebot der Volkshochschule sowie um ein Beratungsangebot
einer Pflegeeinrichtung für Kinder und Jugendliche.

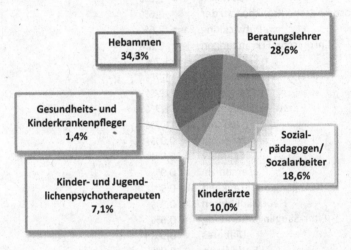

Abb. 3.6 Häufigkeit der Berufsgruppen/Qualifikationen bekannter Akteure (Suchstrategie
2)

3.3   Beratungsangebote unbekannter und bekannter Akteure (Suchstrategie 1 und Suchstrategie 2)

Durch die Anwendung der beiden in Kapital 4.1 und 4.2 beschriebenen Suchstrategien konnten 103 Internetseiten als themenrelevant identifiziert werden. Etwas
mehr als die Hälfte dieser Internetseiten können hierbei der Gruppe der Akteure
außerhalb des Gesundheitssystems zugeordnet werden (55,3 %). Internetseiten
von Akteuren innerhalb des Gesundheitssystems waren demnach etwas weniger
als die Hälfte vertreten (44,7 %).

Die Informationen hinsichtlich der Beratungsangebote der jeweiligen Akteure sind mehrheitlich sehr kurzgehalten: die Beratungsthemen werden stichpunktartig aufgelistet und es erfolgen nur vereinzelt detaillierte Angaben zu Angebotsform, Kosten, Ort und Zeiten. Einige Internetseiten verweisen auf eine mögliche telefonische Rücksprache. Handelt es sich bei den Akteuren nicht um Beratende in eigener Praxis, geht aus den Informationen der Internetseiten häufig nicht hervor, wer berät. Angaben hinsichtlich Beruf bzw. Qualifikation der Beratenden können, insbesondere wenn zu mehreren Themen Beratung angeboten wird, in den meisten Fällen nicht zugeordnet werden.

In der Summe konnten durch die Analyse der Internetseiten 23 verschiedene Berufsbezeichnungen bzw. Qualifikationen beratender Akteure erfasst werden. Es wurden Hinweise zu 38 verschiedenen Themen personaler Beratungsangebote für Eltern identifiziert, welche den Kategorien Gesundheitsförderung, Prävention und Krankheitsbewältigung zugeordnet werden können (Abb. 3.7).

Aufgrund der bereits in Abschnitt 1.2 beschriebenen unzureichenden Trennschärfe der Kategorien Gesundheitsförderung und Prävention einerseits, sowie aufgrund des mehrheitlich sehr geringen Informationsgehaltes hinsichtlich der Beratungsinhalte andererseits, erfolgt die Zuordnung der Beratungsthemen aufgrund eigener Einschätzung und teilweise zu mehr als einer der drei Kategorien. Beratungsangebote zu Themen der Gesundheitsförderung und Prävention überwiegen in der Summe deutlich, während Beratungsangebote zu der Kategorie Krankheitsbewältigung vielfältige Themen umfasst, die jedoch wesentlich seltener angeboten werden (Abb. 3.7).

3.3.1 Beratungsthemen

<u>Unbekannte und bekannte Akteure (Suchstrategie 1 und Suchstrategie 2)</u>
Die Beratungsthemen Schule (13,9 %), Erziehung (9,5 %) und Stillen (8,6 %) werden am häufigsten benannt. Außerdem konnten mehrfach Beratungsangebote zu den Themen Entwicklung (6,5 %), Emotionale Probleme (6,5 %), Ernährung (6,5 %), Gewalt/Mobbing (5,5 %), Pubertät (5 %) sowie Säuglingspflege (5 %) identifiziert werden. Weitere 29 Beratungsthemen wurden seltener (jeweils weniger als 5 %) identifiziert. Hierbei handelt es sich mehrheitlich um vereinzelte Beratungsangebote der Kategorie Krankheitsbewältigung (Abb. 3.7).

Akteure innerhalb des Gesundheitssystems sind mit 34 Beratungsthemen präsent während Akteure außerhalb des Gesundheitssystems zu 19 Themen Beratung anbieten. Es fällt auf, dass es Beratungsthemen gibt, die einzig von Akteuren außerhalb des Gesundheitssystems angeboten werden wie Pubertät, Sucht,

Beratungsthemen sortiert nach Häufigkeit absteigend	% Anteil	Gesundheitsförderung	Prävention	Krankheitsbewältigung	Suchstrategie 1 Ergebnisse unbekannte Akteure		Suchstrategie 2 Ergebnisse bekannte Akteure	
					*i	*a	*i	*a
Schule	13,9%	x			x	x		x
Erziehung	9,5%	x				x	x	x
Stillen	8,6%	x			x	x	x	
Entwicklung	6,5%	x			x	x	x	x
Emotionale Probleme	6,5%		x	x	x	x	x	x
Ernährung	6,5%	x	x	x	x	x	x	
Gewalt, Mobbing	5,5%		x			x	x	x
Pubertät	5,0%	x				x		
Säuglingspflege	5,0%	x			x	x	x	
Schlafen	4,3%	x			x	x	x	
Sucht	3,1%		x	x		x		x
Umgang mit Erkrankung	3,1%			x		x	x	x
Schreien	2,7%	x			x	x	x	
Sprachförderung	2,4%		x	x		x		
Behinderung	1,9%		x	x	x	x		
Kopfschmerz	1,7%			x	x	x		
Erste-Hilfe am Kind	1,5%		x				x	x
Essstörung	1,5%			x		x	x	x
Fieberkrampf	1,2%		x	x				

Abb. 3.7 Kategorisierung der Beratungsthemen in Gesundheitsförderung, Prävention und Krankheitsbewältigung innerhalb (*i) und außerhalb (*a) des Gesundheitssystems und nach Suchstrategie

Beratungsthemen sortiert nach Häufigkeit absteigend	% Anteil	Gesundheitsförderung	Prävention	Krankheitsbewältigung	Suchstrategie 1 Ergebnisse unbekannte Akteure		Suchstrategie 2 Ergebnisse bekannte Akteure	
					*i	*a	*i	*a
Frühgeburt	1,2%		x	x	x		x	
Asthma	1,0%			x	x		x	
Chronische Erkrankungen	1,0%			x	x	x		x
Epilepsie	1,0%			x	x		x	
Impfen	0,7%		x				x	
Neurodermitis	0,7%			x			x	
Heuschnupfen	0,5%			x	x		x	
Reisemedizin	0,5%		x				x	
Allergie	0,5%			x			x	
Psychosomatische Krankheitsbilder	0,5%			x			x	
Trageberatung	0,5%	x	x			x		
Bewegung	0,2%	x	x		x		x	
Bettnässen	0,2%			x			x	
Diabetes	0,2%			x			x	
Eltern-Säuglings-Beratung	0,2%	x					x	
Hauterkrankung	0,2%			x			x	
Schmerz	0,2%			x			x	
Sportmedizin	0,2%	x					x	
Stillberatung für diabetische Schwangere	0,2%	x	x		x		x	

Abb. 3.7 (Fortsetzung)

Sprachförderung und Beratung zum Tragen eines Säuglings (Trageberatung). Bei Beratungsthemen, die nur von Akteuren innerhalb des Gesundheitssystems angeboten werden, handelt es sich um Neurodermitis, Impfen, Allergie und Schmerz (Abb. 3.7).

3.3.2 Beruf bzw. Qualifikation

Unbekannte und bekannte Akteure (Suchstrategie 1 und Suchstrategie 2)
Auf 82 von 103 themenrelevanten Internetseiten (79,6 %) konnten Angaben zu 23 verschiedenen Berufsbezeichnungen/Qualifikationen erfasst werden. Hebammen (21,2 %), Beratungslehrer (18,5 %) und Sozialpädagogen bzw. Sozialarbeiter (18,5 %) sind die am häufigsten identifizierten Berufsgruppen gefolgt von Kinderärzten (11,1 %), Psychologen (11,1 %), Kinder- und Jugendlichenpsychotherapeuten (5,1 %) sowie Gesundheits- und Kinderkrankenpflegern (1,7 %). Weitere 16 Berufsgruppen bzw. Qualifikationen werden jeweils einmal benannt (je 0,8 %). Hierbei handelt es sich um folgende Berufe bzw. Qualifikationen: Arzt, Bewegungstherapeut, Ernährungsberater, Ernährungswissenschaftler, Fachfrau für Kinderernährung, Familiengesundheits- und Kinderkrankenpfleger, Familienhebamme, Frauenarzt, Gesundheitsberater, Heilpraktiker, Kindheitspädagoge, Logopäde, Psychotherapeut, Sonderpädagoge, Systemischer Coach, (Abb. 3.8).

Die jeweiligen Themen, zu welchen die am häufigsten identifizierten Berufsgruppen beraten, sind nachfolgend in Abb. 3.9 aufgeführt.

Insbesondere auf den Internetseiten von Anbietern, auf welchen verschiedene Personen Beratungsthemen anbieten, kann die Berufszugehörigkeit/Qualifikation meist nicht dem Beratungsthema zugeordnet werden. Sind die beratenden Personen nicht gleichzeitig auch Eigentümer einer eigenen Praxis, ist in der Mehrzahl der Fälle nicht erkennbar, wer für das jeweilige Thema der Ansprechpartner ist.

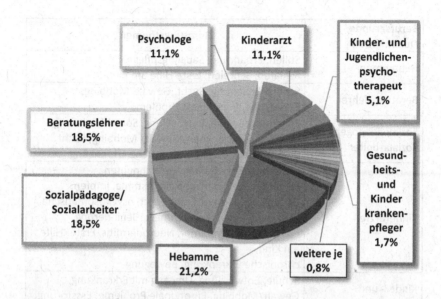

Psychologe 11,1%

Kinderarzt 11,1%

Kinder- und Jugendlichen- psycho- therapeut 5,1%

Beratungslehrer 18,5%

Sozialpädagoge/ Sozialarbeiter 18,5%

Gesund- heits- und Kinder kranken- pfleger 1,7%

Hebamme 21,2%

weitere je 0,8%

Abb. 3.8 Häufigkeit der Berufsgruppen/Qualifikationen unbekannter und bekannter Akteure (Suchstrategie 1 und Suchstrategie 2)

3.3.3   Beratungsangebote und Organisationsform

Unbekannte und bekannte Akteure (Suchstrategie 1 und Suchstrategie 2)

Im weiteren Verlauf erfolgt eine Betrachtung der beratenden Akteure sowie deren Organisationsform. Die Häufigkeit der jeweiligen Beratungsangebote erfährt an dieser Stelle ebenfalls Aufmerksamkeit. Es erfolgt eine Zuordnung der identifizierten Beratungsangebote innerhalb und außerhalb des Gesundheitssystems zu den Kategorien Öffentliche Träger (29,9 %), Freie Träger (16,2 %), Kommerzielle Anbieter (4,4 %) sowie Kliniken (8,3 %) und Praxen (41,1 %).

Öffentliche Träger

Angebote öffentlicher Träger stellen in vorliegender Erhebung Beratungsangebote der Stadt Heidelberg dar. Beratungsangebote konnten für Schulen (85,3 %), das Kinder- und Jugendamt (11,5 %), Kindertagesstätten (1,6 %) sowie die Volkshochschule (1,6 %) identifiziert werden.

Berufsgruppe/ Qualifikation	Beratungsthemen
Hebammen	Stillen, Ernährung, Säuglingspflege, Schlafen, Schreien, Erste Hilfe am Kind
Beratungslehrer	Schule, Erziehung, Sucht, Gewalt, Mobbing, Essstörung, Emotionale Probleme
Sozialpädagogen/ Sozialarbeiter	Erziehung, Schule, Entwicklung, Sprachförderung, Umgang mit Krankheit, Gewalt/ Mobbing, Sucht, Emotionale Probleme, chronische Erkrankung
Kinderärzte	Erziehung, Entwicklung, Heuschnupfen, Reisemedizin, Sportmedizin, Asthma, Impfen, Ernährung, Allergie, Frühgeburt, psychosomatische Krankheitsbilder, Kopfschmerz, Behinderung, Epilepsie, Fieberkrampf, Neurodermitis, Erste- Hilfe am Kind, chronische Erkrankung, Bewegung
Kinder- und Jugendlichen- Psychotherapeuten Psychologen	Schule, Entwicklung, Umgang mit Erkrankung, Gewalt/Mobbing, Emotionale Probleme, Essstörung, Epilepsie, Schlafen, Frühgeburt, Neurodermitis, Eltern-Säuglings-Beratung, Bettnässen, Diabetes, Schmerz, Hautkrankheiten
Gesundheits- und Kinderkrankenpfleger	Säuglingspflege, Stillen, Trageberatung, Entwicklung, Schlafen, Schreien, Ernährung

Abb. 3.9 Beratungsthemen der am häufigsten identifizierten Berufsgruppen bekannter und unbekannter Akteure (Suchstrategie 1 und Suchstrategie 2)

<u>Schulen:</u> Insgesamt wurden die Internetseiten von 54 Schulen gesichtet wovon bei 35 Schulen personale Beratungsangebote für Eltern identifiziert werden konnten. Mehrheitlich wird Beratung zu dem Thema Schule angeboten (66,7 %). Beratung zu emotionalen Problemen (9,9 %), Erziehung (7,9 %) sowie Sucht (5,9 %) werden ebenfalls benannt. Des Weiteren werden vereinzelt die Themen Gewalt/Mobbing (3,9 %), Essstörung (1,9 %), Entwicklung (1,9 %) sowie chronische Erkrankung (1,9 %) aufgeführt.

<u>Kinder- und Jugendamt:</u> Das Kinder und Jugendamt bietet mit seinen Unterstützungsprogrammen Elternberatung in Kindertagesstätten sowie den Frühen

Hilfen Beratung zu den Themen Entwicklung, Ernährung, Erziehung, Schreien, Säuglingspflege, Schule und Pubertät an.

Kindertagesstätten: Auf den Internetseiten der 110 gesichteten Internetseiten von Kindertagesstätten konnte ein Beratungsangebot identifiziert werden. Hierbei handelt es sich um das Beratungsthema Erziehung.

Volkshochschule Ein Schulungs- und Beratungsangebot konnte identifiziert werden. Hierbei handelt es sich um das Angebot Erste-Hilfe-am Kind.

Freie Träger

Insgesamt wurden 15 Freie Träger identifiziert, die personale Beratung für Eltern anbieten. Die Themen Erziehung (18,1 %), Gewalt/Mobbing (15,1 %), sowie Sucht (12,1 %) konnten als die am häufigsten angebotenen Beratungsthemen erfasst werden. Jeweils zweimal benannt wurden die Themen Emotionale Probleme, Säuglingspflege, Pubertät, Entwicklung, Essstörung, Stillen und Schule (je 6,1 %) während die Beratungsthemen Schlafen, Umgang mit Krankheit, Kopfschmerzen sowie Behinderung jeweils einmal identifiziert werden konnten (je 3 %).

Kommerzielle Anbieter

Es wurden vier Akteure identifiziert, die den kommerziellen Anbietern zugeordnet werden können. Angeboten wird zweimal Beratung zu Ernährung, Schule und Sprachförderung (je 22,2 %) und jeweils einmal zu den Themen Entwicklung, Stillen und Trageberatung (je 11,1 %).

Kliniken (Universitätsklinikum und Kliniken mit Geburtenabteilung)

Auf den Internetseiten dreier Abteilungen des Universitätsklinikums (Kinderklinik, Frauenklinik, Institut für psychosoziale Prävention) sowie auf den Internetseiten dreier Kliniken mit Geburtenabteilung wurde Beratung zu Ernährung als das am häufigsten vertretene Angebot identifiziert (17,4 %). Jeweils zweimal wurden die Themen Schlafen, Schreien, Säuglingspflege, Stillen und Erste Hilfe am Kind benannt (je 11,8 %). Einmalig wird Beratung zu Emotionalen Problemen, chronischen Erkrankungen, Entwicklung sowie Stillberatung für diabetische Mütter aufgeführt (je 5,9 %).

Praxen

Hebammen: 51 Internetseiten von Hebammen wurden gesichtet, wovon 24 Internetseiten als themenrelevant eingeordnet werden konnten. Mit Abstand am häufigsten wurden Angaben zum Beratungsthema Stillen gemacht (55,3 %). Ernährung (15,8 %) und Säuglingspflege (15,8 %) wurden ebenfalls mehrfach benannt, während die Themen Schlafen (5,3 %), Schreien (5,3 %) und Erste-Hilfe am Kind (2,6 %) nur vereinzelt aufgeführt wurden.

Kinderärzte: Für 8 von 16 Kinderärzten konnten Hinweise zu Beratungsangeboten zu folgenden Themen erhoben werden: Ernährung (11,5 %), Asthma (11,5 %) und Impfen (11,5 %) wurde jeweils dreimal erfasst während die Themen Erziehung (7,7 %), Reisemedizin (7,7 %), psychosomatische Erkrankungen (7,7 %) und Allergien (7,7 %) jeweils zweimal erhoben werden konnten. Einmalig wurden Beratungsangebote zu folgenden Themen identifiziert: Kopfschmerz, Behinderung, Epilepsie, Entwicklung, Fieberkrampf, Sportmedizin, Heuschnupfen, Neurodermitis und Frühgeburt (je 3,8 %).

Kinder- und Jugendlichenpsychotherapeuten: Fünf von 41 Kinder- und Jugendlichenpsychotherapeuten benennen auf ihrer Internetseite insgesamt 20 Beratungsangebote. Auffällig ist hierbei, dass zwölf verschiedene Beratungsangebote einem Kinder- und Jugendlichenpsychotherapeuten zugeordnet werden können. Bei den identifizierten Themen handelt es sich bei drei der Angebote um das Thema Schule (15 %) sowie bei jeweils zwei der Beratungsangebote um die Themen Schlafen, Gewalt bzw. Mobbing und Emotionale Probleme (je 10 %). Einmal benannt wurden die Themen Essstörung, Epilepsie, Frühgeburt, Neurodermitis, Eltern-Säuglings-Beratung, Bettnässen, Diabetes, Hautkrankheit, Schmerz, Entwicklung und Umgang mit Erkrankung (je 5 %).

3.3.4 Beratungsangebote und strukturelle Rahmenbedingungen unbekannte und bekannte Akteure (Suchstrategie 1 und Suchstrategie 2)

Angebotsform: Angaben zur Angebotsform konnten auf 62 der 103 Internetseiten identifiziert werden (60,2 %). Bei 72,6 % handelt es sich hierbei um die Angebotsform der Einzelberatung. Einzel- und Gruppenberatung wird bei 22,6 % der Internetseiten aufgeführt, während es sich bei 4,8 % der Beratungsangebote einzig um Gruppenberatung handelt. Akteure außerhalb des Gesundheitssystems machen hierzu wesentlich häufiger Angaben (89,5 %) als Akteure innerhalb des Gesundheitswesens (23,9 %).

38,8 % der Akteure konnten einem Beratungsangebot der „Komm"- Struktur und 59,2 % dem der „Zugeh"-Struktur zugeordnet werden. Beide Formen bieten das Kinder- und Jugendamt mit dem Angebot der Frühen Hilfen sowie die Familienhilfestiftung AGFJ (Arbeitsgemeinschaft zur Förderung von Kindern und Jugendlichen) an (2 %).

Hierbei wird deutlich, dass insbesondere Beratungslehrer und Hebammen Beratungsangebote der „Zugeh"-Struktur anbieten, während die Mehrzahl aller weiterer Akteure ihren Beratungsangeboten eine „Komm"-Struktur zugrunde legen.

Kosten: 35 % der analysierten Internetseiten weisen Informationen hinsichtlich der Kosten von Beratungsangeboten auf. Akteure außerhalb des Gesundheitssystems machen hierzu wesentlich häufiger Angaben (52,6 %) als Akteure innerhalb des Gesundheitswesens (13 %). Kostenfreie Beratungsangebote stellen 27,2 % der Akteure auf ihrer Internetseite vor. 7,8 % der Akteure bieten kostenpflichtige Beratung an. Hierbei handelt es sich um die Beratungsangebote kommerzieller Anbieter sowie um Elternkurse der Kliniken und der Volkshochschule. Wie hoch die Kosten der jeweiligen Beratungsangebote sind, konnte keiner der Internetseiten entnommen werden.

Zeit: Informationen hinsichtlich des Zeitraumes, in welchem Beratung stattfindet, konnten auf 13,6 % der identifizierten Internetseiten ermittelt werden. Hierbei handelt es sich mehrheitlich um Beratungsangebote an Schulen (unter der Woche 9 × vormittags und 1 × nachmittags) sowie um Beratungsangebote in Kliniken (unter der Woche 2 × abends). Häufig wird auf die Möglichkeit der individuellen telefonischen Terminvereinbarung verwiesen. Akteure außerhalb des Gesundheitssystems machen hierzu wesentlich häufiger Angaben (17,5 %) als Akteure innerhalb des Gesundheitswesens (4,3 %). Auf 86,4 % der analysierten Internetseiten konnten keine Informationen diesbezüglich erhoben werden.

Sprache: Beratungsangebote in unterschiedlichen Sprachen wurden auf 9 Internetseiten identifiziert (8,7 %). Bei den beratenden Akteuren handelt es sich um drei Hebammen mit dem Hinweis englischsprachiger Beratung, um eine Hebamme und einen Kinderarzt mit dem Hinweis zu den Sprachen englisch- und französisch, sowie um einen Kinder- und Jugendlichenpsychotherapeuten mit dem Hinweis auf englische Sprachkenntnisse. Außerhalb des Gesundheitssystems bietet die Suchtberatung der Freien Wohlfahrtspflege Beratung in englischer Sprache an. Informationen zu Mehrsprachigkeit, ohne spezifischen Angaben zu der jeweiligen Sprachen konnten auf den Internetseiten des Zentrums für Entwicklung und Lernen, Heidelberg sowie dem Internationalen Frauen- und Familienzentrum identifiziert werden.

Akteure innerhalb des Gesundheitssystems machen hierzu häufiger Angaben (13 %) als Akteure außerhalb des Gesundheitswesens (5,3 %). Auf 91,3 % der analysierten Internetseiten konnten keine Informationen diesbezüglich erhoben werden.

3.3.5 Räumliche Verteilung der Anbieter im Stadtgebiet unbekannte und bekannte Akteure (Suchstrategie 1 und Suchstrategie 2)

Abschließend erfolgt eine Übersicht hinsichtlich der Verteilung der Anbieter von Beratungsangeboten sowie der am häufigsten beratenden Berufsgruppen bzw. Qualifikationen im Stadtgebiet. Hierfür wurden die erhobenen Daten hinsichtlich der jeweiligen Postleitzahlen der Stadtteile analysiert. Bis auf einen Anbieter konnte die jeweilige Postleitzahl allen Internetseiten mit personalen Beratungsangeboten für Eltern entnommen werden (Abb. 3.10, Abb. 3.11)

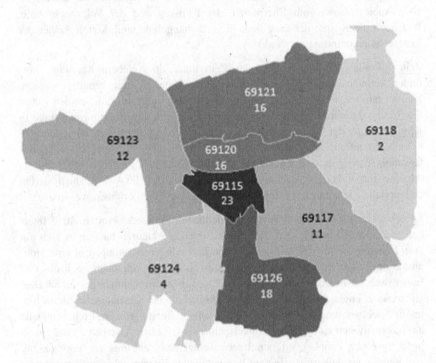

Abb. 3.10 Räumliche Verteilung der Anbieter von Beratung im Stadtgebiet bekannte und unbekannte Akteure (Suchstrategie 1 und Suchstrategie 2)

Es fällt auf, dass Anbieter sowie beratende Berufsgruppen/ Qualifikationen personaler Beratung für Eltern in den verschiedenen Stadtteilen unterschiedlich stark vertreten sind. Insbesondere in den Stadtteilen der Postleitzahlen 69115,

PLZ	Stadtteil	Kinder unter 18 Jahre Stand 2018 Datenatlas Heidelberg	Anzahl Anbieter	Berufsgruppen/ Qualifikation (häufigste)
69115	Weststadt Bergheim Bahnstadt	3320 (15,8%)	23 (22,5%)	Hebammen (38%) Sozialpädagogen/ Sozialarbeiter (23,8%) Kinderärzte (19,1%)
69117	Altstadt	1029 (4,9%)	11 (10,7%)	Sozialpädagogen/ Sozialarbeiter (33,3%) Beratungslehrer (33,3%) Psychologen (13,3%)
69118	Schlierbach Ziegel- hausen	1932 (9,2%)	2 (2%)	Sozialpädagogen/ Sozialarbeiter (100%)
69120	Neuenheim	1703 (8,1%)	16 (15,8%)	Sozialpädagogen/ Sozialarbeiter (25%) Beratungslehrer (25%) Kinder- und Jugendlichenpsycho- therapeuten (18,8%)
69121	Handschuhs -heim	2436 (11,6%)	16 (15,8%)	Hebammen (37,5%) Kinder- und Jugendlichenpsycho- therapeuten (12,5%)
69123	Wieblingen Pfaffen- grund	2707 (12,9%)	12 (11,8%)	Sozialpädagogen/ Sozialarbeiter (40%) Beratungslehrer (20%) Hebammen (13,3%)
69124	Kirchheim	2708 (12,9%)	4 (3,9%)	Sozialpädagogen/ Sozialarbeiter (33,3%) Beratungslehrer (33,3%)
69126	Rohrbach Südstadt Boxberg Emmerts- grund	5181 (24,7%)	18 (17,5%)	Beratungslehrer (31,8%) Sozialpädagogen/ Sozialarbeiter (22,7%) Hebammen (22,7)

Abb. 3.11 Räumliche Verteilung der Anbieter von Beratung im Stadtgebiet bekannte und unbekannte Akteure (Suchstrategie 1 und Suchstrategie 2), Berufsgruppen/ Qualifikation

PLZ	Stadtteil	Kinder unter 18 Jahre Stand 2018 Datenatlas Heidelberg	Anzahl Anbieter	Berufsgruppen/ Qualifikation (häufigste)
69115	Weststadt Bergheim Bahnstadt	3320 (15,8%)	23 (22,5%)	Hebammen (38%) Sozialpädagogen/ Sozialarbeiter (23,8%) Kinderärzte (19,1%)
69117	Altstadt	1029 (4,9%)	11 (10,7%)	Sozialpädagogen/ Sozialarbeiter (33,3%) Beratungslehrer (33,3%) Psychologen (13,3%)
69118	Schlierbach Ziegel- hausen	1932 (9,2%)	2 (2%)	Sozialpädagogen/ Sozialarbeiter (100%)
69120	Neuenheim	1703 (8,1%)	16 (15,8%)	Sozialpädagogen/ Sozialarbeiter (25%) Beratungslehrer (25%) Kinder- und Jugendlichenpsycho- therapeuten (18,8%)
69121	Handschuhs -heim	2436 (11,6%)	16 (15,8%)	Hebammen (37,5%) Kinder- und Jugendlichenpsycho- therapeuten (12,5%)
69123	Wieblingen Pfaffen- grund	2707 (12,9%)	12 (11,8%)	Sozialpädagogen/ Sozialarbeiter (40%) Beratungslehrer (20%) Hebammen (13,3%)
69124	Kirchheim	2708 (12,9%)	4 (3,9%)	Sozialpädagogen/ Sozialarbeiter (33,3%) Beratungslehrer (33,3%)
69126	Rohrbach Südstadt Boxberg Emmerts- grund	5181 (24,7%)	18 (17,5%)	Beratungslehrer (31,8%) Sozialpädagogen/ Sozialarbeiter (22,7%) Hebammen (22,7)

Abb. 3.11   (Fortsetzung)

69117, 69120 und 69121 sind hinsichtlich der Anzahl der dort lebenden Kinder (Heidelberger Datenatlas, Stand 2018) überproportional viele Anbieter präsent.
     Im Gegensatz dazu konnten in den Stadtteilen der Postleitzahlen 69118, 69124 sowie 69126 deutlich weniger Anbieter personaler Beratung für Eltern identifiziert werden. Eine nahezu ausgeglichene proportionale Verteilung von Kinderzahl und Anzahl der Anbieter konnte für den Stadtteil 69123 ermittelt (Abb. 3.11).
     Die beratenden Berufsgruppen verteilen sich im Stadtgebiet verschieden. In den Stadtteilen 69115 und 69121 beraten Hebammen am häufigsten, während diese in anderen Stadtteilen wesentlich seltener oder sogar unterrepräsentiert sind. Kinderärzte bieten hauptsächlich in den Stadtteilen der Postleitzahlen 69115 Beratung an und die Berufsgruppe der und Kinder- und Jugendlichenpsychotherapeuten ist vordergründig in den Stadtteilen 69120 und 69121 vertreten. Sozialpädagogen/ Sozialarbeiter wurden bis auf den Stadtteil 69121 für alle Stadtteile als eine der am häufigsten beratenden Berufsgruppe identifiziert. Beratungslehrer sind in allen Stadtteile bis auf 69115, 69118 sowie 69121 vertreten, während Psychologen einzig im Stadtteil 69117 Beratung anbieten (Abb. 3.11).

3.4 Zusammenfassung der Ergebnisse

Insgesamt wurden 103 themenrelevante Internetseiten von Anbietern personaler Beratung für Eltern identifiziert. Auf 82 dieser Internetseiten (79,6 %) wurden insgesamt 23 verschiedene beratende Berufsgruppen/ Qualifikationen erfasst. Am häufigsten identifiziert wurden Hebammen (21,2 %), Sozialpädagogen/ Sozialarbeiter (18,5 %), Beratungslehrer (18,5 %), Kinderärzte (11,1 %), Psychologen (11,1 %), Kinder- und Jugendlichenpsychotherapeuten (5,1 %) sowie Gesundheits- und Kinderkrankenpfleger (1,7 %). Hinweise zu personalen Beratungsangeboten konnten für 38 verschiedene Themen erhoben werden. Hierbei zeigt sich eine deutliche Dominanz gesundheitsfördernder und präventiver Beratungsthemen.
     Beratungsangebote zu Schule (13,9 %), Erziehung (9,5 %) und Stillen (8,6 %) werden hierbei vordergründig benannt. Informationen hinsichtlich der jeweiligen Beratungsangebote sind mehrheitlich kurz und meist stichpunktartig aufgeführt. Insbesondere auf den Internetseiten von Anbietern, auf welchen verschiedene Personen Beratungsthemen anbieten, kann die Berufszugehörigkeit/ Qualifikation meist nicht dem Beratungsthema zugeordnet werden.
     Angaben zu strukturellen Rahmenbedingungen der Beratungsangebote können den Internetseiten nur selten entnommen werden (Kosten 35 %, Zeit 13,6 %, Sprache 8,7 %). Ob es sich bei den Beratungsangeboten um Gruppen- oder

Einzelberatung handelt, konnte bei mehr als der Hälfte der Beratungsangebote erfasst werden. Hierbei überwiegt die Angebotsform der Einzelberatung (72,6 %). Je nachdem, ob die Recherche durch die Eingabe von Suchwortkombinationen erfolgte oder durch das zielgerichtete Aufsuchen bekannter Akteure, konnten unterschiedliche Anbieter personaler Beratungsangebote identifiziert werden. Die Verteilung der Anbieter personaler Beratung für Eltern im Stadtgebiet stellt sich heterogen dar und variiert zwischen zwei und 23 Anbietern pro Stadtteil. Dies ist unabhängig von der Größe des jeweiligen Stadtteils. Eine deutliche Dominanz beratender Akteure zeigt sich in einkommensstarken Stadtteilen insbesondere bei den Berufsgruppen der Hebammen, Kinderärzten sowie Kinder- und Jugendlichenpsychotherapeuten.

Diskussion

4

Ziel der vorliegenden Forschungsarbeit war es, einen Überblick hinsichtlich vorhandener Beratungsangebote zur Verbesserung elterlicher Gesundheitskompetenz herzustellen. Der Fokus lag auf personalen Beratungsangeboten, die durch die Bewerbung über das Internet abrufbar sind.

Nachfolgend werden spezifische Ergebnisse unter Einbezug theoretischer Hintergründe diskutiert. Limitationen der durchgeführten Erhebung werden im Anschluss daran aufgezeigt. Implikationen für die Praxis sowie der Ausblick auf weitere Forschungsfragen schließen das Kapitel.

4.1 Auffindbarkeit personaler Beratungsangebote im Internet

Das Auffinden personaler Beratungsangebote ist mit großem Aufwand verbunden, die Aussagekraft der Internetseiten ist begrenzt.

Durch die Eingabe von Suchwortkombinationen (Suchstrategie 1) lässt sich nur ein Teil von Anbietern personaler Beratungsangebote im Internet identifizieren. Dass es sich hierbei überwiegend um Beratungsangebote von Akteuren außerhalb des Gesundheitswesens (67,7 %), insbesondere Freier Träger (41,2 %) handelt, spricht dafür, dass größere Verbände bessere Strategien umgesetzt haben, um im Internet aufgefunden zu werden. Der hohe Anteil Freier Träger ist ursächlich dafür, dass die Internetseiten von Akteuren außerhalb des Gesundheitssystems im Vergleich zu Akteuren innerhalb des Gesundheitssystems hinsichtlich der Informationen zu Zeit (17,5 % vs. 4,3 %), Kosten (52,6 % vs. 13 %) und Form des Angebotes (89,5 % vs. 23,9 %) mehrheitlich informativer gestaltet sind.

Häufig ist jedoch insbesondere auf diesen Internetseiten nicht erkennbar, welche Personen zu welchen Themen beraten. Insbesondere in der Auswahlphase

N. Lutz, *Elterliche Gesundheitskompetenz*, https://doi.org/10.1007/978-3-658-40900-5_4

eines Angebotes entscheidet der Kunde, mit wem er eine Beziehung einge-
hen möchte. Der Vergleich potenzieller Interaktionspartner auf Internetseiten
erfährt hierbei eine hohe Bedeutung (Holland und Kollegen 2001). Anonymi-
tät verhindert einen ersten persönlichen Eindruck. Dies könnte ein Hinweis
dafür sein, weshalb Beratungsstellen insgesamt selten als Informationsquellen für
Gesundheitsinformationen herangezogen werden (Marstedt 2018).

**Die Auffindbarkeit häufig beratender Akteure ist bedingt durch die jeweils
angewandte Suchstrategie.**
Die bessere Auffindbarkeit von Anbietern personaler Beratung außerhalb des
Gesundheitssystems durch die Eingabe von Suchwortkombinationen (Suchstrategie 1) bringt es mit sich, dass die Berufsgruppe der Sozialpädagogen bzw.
Sozialarbeiter vielfach identifiziert werden konnte (18,5 %). Im Gegensatz dazu,
ist es bemerkenswert, dass häufig beratende Berufsgruppen, wie die der Hebammen (21,2 %), Beratungslehrer (18,5 %) und Kinderärzte (11,1 %) durch
die Eingabe von Suchwortkombinationen nicht oder nur vereinzelt ermittelt
und erst in einem zweiten Schritt durch das zielgerichtete Aufsuchen bekannter Akteure (Suchstrategie 2) identifiziert wurden. Von ähnlichen Ergebnissen
berichten Himmelsbach und Kollegen 2016 in einer Erhebung zur Auffindbarkeit
von Beratungsangeboten im Internet für ältere Menschen mit Sehbehinderung.
Hier wurden größere Selbsthilfeverbände am häufigsten identifiziert, während
eine ganze Berufsgruppe (Rehabilitationslehrer für Sehbehinderte) nicht gesichtet
werden konnte (Himmelsbach u. a. 2016).

In einer 2017 durchgeführten Erhebung zum Informationsverhalten bei
Gesundheitsfragen wurde das persönliche Gespräche mit Gesundheitspersonal als
eine der am häufigsten genutzten Informationsquellen angegeben (56 %), während das Aufsuchen von Beratungsstellen als die am wenigsten genutzte Quelle
genannt wurde (9 %). Als beeinflussenden Faktor beschreibt Marstedt (2018) das
entgegengebrachte Vertrauen der Nutzer in bekannte Akteure.

Dies könnte ein Hinweis dafür sein, dass Hebammen und Kinderärzte als ver-
trautes Gesundheitspersonal zielgerichtet aufgesucht werden und somit nicht auf
die Bewerbung ihrer Leistungen im Internet angewiesen sind, was die geringe
Auffindbarkeit durch Suchwortkombinationen erklären könnte. Beratungslehrer
an Schulen, als etablierte Instanz (Kultusministerkonferenz 2004), werden von
Eltern gezielt aufgesucht, weshalb eine Auffindbarkeit durch das Internet seitens
der Anbieter vermutlich als nachrangig eingeordnet wird.

Die vergleichsweise geringe Anzahl an Treffern für Anbieter innerhalb des
Gesundheitssystems durch die Eingabe von Schlagworten (32,3 %) bedeutet
für Ratsuchende, dass die Beratungslandschaft nur unzureichend im Internet

abgebildet wird. Bekannte Anbieter personaler Beratung müssen demnach aktiv aufgesucht werden. Dies setzt voraus, dass Eltern bereits bei der Suche nach Beratung gesundheitskompetent agieren können, indem Sie im Vorfeld wissen, welche Akteure als Ansprechpartner für die jeweiligen Beratungsthemen zur Verfügung stehen.

Auffallend ist, dass ein kommerzieller Anbieter (Zentrum für Entwicklung und Lernen) sowie eine Kinderneurologische Privatpraxis vergleichsweise häufig identifiziert wurden. Vermutlich spielen hierbei ökonomische Interessen hinsichtlich des Werbens um den Kunden eine nicht unerhebliche Rolle. Insbesondere die Internetseite der Kinderneurologischen Privatpraxis weist hinsichtlich der zur Verfügung stehenden Beratungsangebote deutlich informativere und aussagekräftigere Inhalte auf, als die Internetseiten von Kinderärzten mit Kassensitz.

Dass die Seite des Kinder- und Jugendamtes der Stadt Heidelberg mit Abstand am häufigsten durch die Verwendung von Suchbegriffen identifiziert werden konnte (15 mal), ist ein Hinweis darauf, dass die Stadt den Auftrag der Kommunikation über Gesundheitsthemen in Settings wahrnimmt, welche als unabdingbare Strategie zur Stärkung von Gesundheitskompetenz benannt wird (Jordan und Töppich 2015a; Schaeffer u. a. 2018; Schaeffer und Pelikan 2017). Hierbei fällt auf den ersten Blick eine sehr informative Internetseite auf. Verlinkungen zu Beratungsstellen und Informationsmaterialien für Eltern zu verschiedenen Beratungsangeboten werden ersichtlich. Zudem können der Internetseite Hinweisen zu verschiedenen Projekten der Stadt zur Stärkung von Familien entnommen werden, welche gesundheitsfördernde Aspekte beinhalten. Diese flossen jedoch nicht in die Erhebung ein, da die Analyse von Dokumenten methodisch nicht vorgesehen war.

4.2 Rahmenbedingungen von Beratungsangeboten

Angebotsform

Ein mehrheitlich geringer Informationsgehalt der identifizierten Internetseiten spiegelt sich hinsichtlich der Informationen zu Strukturen von Beratungsangeboten wider. Zwar ist die Angebotsform (Gruppen- bzw. Einzelberatung, „Komm"- und „Zugeh"-Angebot) häufig ersichtlich, jedoch werden selten Angaben zu Kosten, Wochentagen und Uhrzeiten oder zu Beratungsangeboten in verschiedenen Sprachen gemacht. Der alleinige Blick auf die Internetseiten hinsichtlich der Wahl eines Beratungsangebotes ist daher in der Regel nicht ausreichend, um eine Auswahl zu treffen.

Internetseiten, auf welchen Angaben zur Angebotsform ersichtlich sind
(60,2 %) weisen einen hohen Anteil der Interaktionsform Einzelberatung auf
(72,6 %), was sich mit den Ergebnissen einer Erhebung zu Beratungsangeboten im Internet hinsichtlich der Thematik Sehbehinderung von Himmelsbach
und Kollegen deckt, die diesbezüglich von einem Anteil von 68,3 % berichten
(Himmelsbach u. a. 2016).

Dieser hohe Anteil der Interaktionsform Einzelberatung könnte, aufgrund einer
dafür vorgesehenen individuellen Terminvereinbarung mit dazu beitragen, dass
Angaben zu Uhrzeit und Wochentagen nur selten aufgeführt sind. Möglicherweise könnte die Erreichbarkeit der Akteure hinsichtlich der Zugänglichkeit von
Beratungsangeboten ein Hindernis der Inanspruchnahme darstellen. So berichtet
Lummer, in einer Erhebung hinsichtlich der Zugangsmöglichkeiten zu Patien-
tenberatungsstellen, von großen Schwierigkeiten in Bezug auf die telefonische
Kontaktaufnahme. Häufig waren die Leitungen belegt, ein Anrufbeantworter war
geschaltet oder die jeweiligen Berater waren nicht anwesend (Lummer 2006).

Akteure der „Komm" und „Zugeh"-Struktur
Deutlich wurde in vorliegender Forschungsarbeit, dass die Berufsgruppen der
Beratungslehrer und Hebammen hauptsächlich in Form einer „Zugeh"-Struktur
beraten, während nahezu alle weiteren identifizierten Beratungsangebote in vorliegender Erhebung auf Grundlage der „Komm"-Struktur basieren. Gerken u. a.
berichten von einer besseren Erreichbarkeit, insbesondere vulnerabler Bevölkerungsgruppen, durch eine „Zugeh"-Struktur bezüglich der Inanspruchnahme
präventiver, gesundheitsfördernder Beratungsangebote für russisch- und türkisch-
sprachige Migranten zum Thema Sucht (Gerken u. a. 2008). Hurrelmann und
Kollegen konnten 2015 in einer Analyse der Inanspruchnahme von Eltern-
bildungsprogrammen feststellen, dass insbesondere sozial benachteiligte Eltern
durch Angebote der „Zugeh"-Struktur besser erreicht werden können (Hurrelmann u. a. 2015).

Aufgrund der Bevölkerungsstruktur der Stadt Heidelberg, welche einen überdurchschnittlich hohen Anteil an Akademikern aufweist (41 %), stellt sich
deshalb die Frage nach den Bedürfnissen der Ratsuchenden diesbezüglich und
inwiefern Beratung in Form von „Zugeh"-Angeboten als richtungsweisende
Strategie zur Verbesserung der Gesundheitskompetenz der Bevölkerung (Jordan
und Töppich 2015a; Schaeffer und Pelikan 2017; Schaeffer u. a. 2018;) noch
umgesetzt werden muss.

Ein bedeutender Anteil der Aufgaben von Hebammen beinhaltet die aufsuchende Beratung von Eltern nach der Geburt ihres Kindes zu gesundheitsfördernden und präventiven Themen (Simon 2017). In vorliegender Erhebung konnte,

neben vereinzelten anderen Beratungsthemen, insbesondere das Thema Stillen identifiziert werden. Die Frühen Hilfen, ein Kooperationsprojekt der Stadt Heidelberg und des Universitätsklinikums Heidelberg, nutzen die „Zugeh-Struktur" ebenfalls, um Eltern nach der Geburt des Kindes in kritischen Situationen zu unterstützen. Hier sind es Familienhebammen und Familiengesundheits- und Kinderkrankenpflegerinnen, die von der Schwangerschaft bis zum 3. Lebensjahr der Kinder Familien im häuslichen Umfeld besuchen und gesundheitsfördernd sowie präventiv beratend tätig sind. Allerdings ist dieses Angebot nicht als reguläre Leistung etabliert, sondern richtet sich nach den Hilfebedürfnissen von Familien in kritischen Situationen (Frühe Hilfen, Heidelberg 2020).

Beratung an Schulen wurde häufig identifiziert. Das ist ein deutlicher Hinweis dafür, dass Elternarbeit an Schulen einen hohen Stellenwert aufweist (Hertel u. a. 2013) und die Beratung von Eltern durch Lehrkräfte fest in den Schulalltag integriert ist (Kultusministerkonferenz 2004). Zwar handelt es sich hierbei mehrheitlich um Beratung zum Themenfeld Schule, jedoch konnten vereinzelt weitere Beratungsthemen erfasst werden, die den Schulalltag betreffen, wie Erziehung, Sucht, Essstörung, Gewalt/Mobbing und chronische Erkrankungen. Hierbei ist zu hinterfragen, welche Qualifikation die Beratenden hinsichtlich der benannten Themen aufweisen. So berichten Schubarth und Kollegen davon, dass sich Beratungslehrer angesichts ihrer vielfältigen Beratungsaufgaben und in der Rolle des ersten Ansprechpartners häufig überfordert und nicht ausreichend vorbereitet fühlen (Schubarth u. a. 2006). In vielen Ländern unterstützen hierbei an allen Schulen spezialisierte Pflegefachpersonen (School Health Nurses), während in Deutschland bisher nur an einigen Schulen in Modellprojekten, wie in Brandenburg, Hessen und Bremen, School Health Nurses tätig sind (DBFK 2018).

Neben den Schulen gilt insbesondere die Kindertagesstätte als bedeutsames Setting der Gesundheitsförderung und Prävention, in welchem das „Zugeh"-Angebot Bedeutung erfährt (Hurrelmann 2015, Schaeffer 2018). Während bei mehr nahezu 2/3 (66,7 %) der recherchierten Internetseiten im Setting Schule personale Beratungsangebote identifiziert wurden, ist es erstaunlich, dass von 110 Kindertagesstätten nur eine Einrichtung auf ihrer Internetseite auf ein solches Beratungsangebot, in diesem Fall zu dem Thema Erziehung, verweist. Schulen und Kindertagesstätten sind alltägliche Lebenswelten außerhalb des Gesundheitssystems, in welchen die Träger aufgefordert sind, die Gesundheitskompetenz so früh wie möglich im Lebenslauf zu fördern (Schaeffer u. a. 2018). Insbesondere Kindertagesstätten werden als Schlüsselsetting zur Gesundheitsförderung gesehen, in welchem präventive Elternbildung- und -beratung angebahnt werden kann (Franzkowiak 2002, Altgeld 2003). Die häufig unzureichenden personellen

Ressourcen sowie die damit verbundene Arbeitsverdichtung in Kindertagesstätten (Hurrelmann/ Andreson 2007) könnte in vorliegender Erhebung eine Ursache für den geringen Anteil personaler Beratungsangebote für Eltern an Kindertagesstätten darstellen. Erstaunlich ist, dass Erziehungsberatung an Kindertagesstätten auf den Internetseiten der Stadt Heidelberg beworben wird, jedoch nicht auf den Internetseiten der jeweiligen Kindertagesstätten sichtbar ist. Möglicherweise handelt es sich um ein intermittierendes aufsuchendes Beratungsangebot der Stadt Heidelberg an Kindertagesstätten.

Deutlich wird insgesamt, dass es sich bei den identifizierten „Zugeh"-Angeboten hauptsächlich um Beratungsthemen mit dem Schwerpunkt der Gesundheitsförderung und Prävention handelt. Beratung zu Krankheitsbewältigung wird dagegen kaum durch eine „Zugeh"-Struktur angeboten. In der Annahme, dass Eltern durch „Zugeh"-Angebote besser erreicht werden (Hurrelmann 2015), könnte ein ausreichendes Angebot hinsichtlich der Beratung zu Themen der Krankheitsbewältigung dazu beitragen, dass Eltern Notfallambulanzen seltener aufgrund von nichtdringlicher Behandlungsnotwendigkeit aufsuchen (Wahlster u. a. 2019).

Beratungsangebote in verschiedenen Sprachen
Betrachtet man die geringe Anzahl der Anbieter, welche Beratung in verschiedenen Sprachen anbieten (8,7 %), erscheint dies angesichts des Ausländeranteil in der Stadt Heidelberg von 21 % als sehr gering. Menschen mit Migrationshintergrund gelten als besonders vulnerable Bevölkerungsgruppe, hinsichtlich des Erwerbs von Gesundheitskompetenz (Horn 2015; Schaeffer 2018). Daher liegt die Vermutung nahe, dass den Herausforderungen der Vielfalt von Nationalitäten hinsichtlich des Erwerbs von elterlicher Gesundheitskompetenz bisher nicht hinreichend begegnet wird.

Räumliche Verteilung der Akteure
Betrachtet man die unterschiedliche Verteilung der Anbieter personaler Beratung im Stadtgebiet fällt auf, dass beratende Akteure mit eigener Praxis hauptsächlich in den Stadtteilen der Postleitzahlen 69121, 69120, 69117 sowie 69115 angesiedelt sind. Hierbei handelt es sich um Stadtteile mit vergleichsweise hohen Mietkosten (Mietspiegel, Stadt Heidelberg 2019), so dass davon auszugehen ist, dass dort mehrheitlich Einwohner mit höherem Einkommen leben. 2017 führte Paul eine Erhebung hinsichtlich des Patientenaufkommens im Umfeld von Vertragsärzten und -Psychotherapeuten in der Stadt Stuttgart durch. Es zeigte sich

eine soziale Ungleichheit in der ambulanten Versorgung von Kindern und Jugendlichen: in Stadtteilen mit hohen Arbeitslosenquoten gab es so gut wie keine
Kinderärzte und Kinder- und Jugendlichenpsychotherapeuten.

Vermutlich ist der Zugang für Eltern zu Angeboten von Hebammen, die
mehrheitliche aufsuchende Beratung anbieten und meist stadtteilübergreifend und
mobil agieren, kaum eingeschränkt. Dahingegen könnte sich dies im Hinblick auf
die Inanspruchnahme von Beratungsangeboten der Kinderärzte, Psychologen und
Kinder- und Jugendlichenpsychotherapeuten aufgrund der heterogenen Zugangsmöglichkeiten als Nachteil für Eltern aus entfernten Stadtteilen darstellen.
Dem Ungleichgewicht der Verteilung beratender Kinderärzte und Psychologen
sowie Kinder- und Jugendlichenpsychotherapeuten in den Stadtteilen könnte
eine erhöhte Nachfrage der dort wohnhaften Eltern zugrundeliegen. Bekannt ist,
dass medizinische Leistungen sowie auch gesundheitsfördernde und krankheits-
präventive Programme von einkommensstarken Gruppen häufiger in Anspruch
genommen werden (Bauer 2005; Marzinsik und Kluwe 2007, Lampert u. a. 2010,
Janßen u. a. 2009).

Ein weiterer möglicher nicht zu vernachlässigender Aspekt ist, dass einkom-
mensstarke Familien häufig durch private Krankenkassen versichert sind. Der
Vergütung von privatversicherten Patienten und gesetzlich versicherten Patienten liegen jeweils sehr unterschiedliche Gebührenordnungen zugrunde. Während
gesetzliche Krankenkassen für Leistungen der Behandler eine Pauschale nach
dem EBM (EBM = Einheitlicher Bewertungsmaßstab) vergüten, erstatten private
Krankenkassen Einzelleistungen und somit für die gleiche Leistung meist eine
höhere Vergütung (GOÄ = Gebührenordnung für Ärzte). Für die Berater entstehen in der Behandlung von Privatpatienten dadurch ökonomische Anreize (Ries
u. a. 2004), so dass es in einkommensstarken Stadtteilen rentabel ist, hierfür zu
werben.

Die Nutzung vorhandener Beratungsangebote setzt durch die Struktur der
Beratungsangebote mehrheitlich ein aktives Aufsuchen der beratenden Akteure
seitens der Ratsuchenden voraus („Komm-Struktur"). In Stadtteilen, in welchen ein geringes oder kein Beratungsangebot zur Verfügung steht, verhindert möglicherweise mangelnde Mobilität oder der erhöhte Zeitaufwand durch
Anfahrtswege eine Inanspruchnahme. Der Zugang zu Beratungsangeboten ist
unter anderem bedingt durch die jeweilige Parkplatzsituation, die Erreichbarkeit
mit dem öffentlichen Nahverkehr sowie der Barrierefreiheit.

Abhängig von der ungleichen Verteilung von Anbietern personaler Beratung
für Eltern variiert das Angebot von Beratungsthemen je nach Stadtteil gleichermaßen, so dass auch diesbezüglich von unterschiedlichen Zugangsmöglichkeiten
Ratsuchender ausgegangen werden kann.

4.3   Beratungsangebote – Themen und Akteure

Unübersichtlichkeit von Beratungsthemen und Akteuren
Mit 38 verschiedenen Beratungsthemen, die von insgesamt 23 verschiedenen
Berufsgruppen/ Qualifikationen auf insgesamt 103 unterschiedlichen Internetsei-
ten angeboten werden, erscheint die Beratungslandschaft äußerst heterogen. In
einer Erhebung zu Beratung im Gesundheits- und Sozialwesen für Nordrhein-
Westfalen berichten die Autoren bereits 2005 von einer unüberschaubaren
Vielzahl von Beratungsangeboten und Beratungsanbietern und der damit verbun-
denen Unübersichtlichkeit für die Nutzer (Müller-Mundt u. Ose 2005). Zu einem
ähnlichen Ergebnis kommen Himmelsbach u. a. 2017 in einer Untersuchung zur
Verfügbarkeit von Beratungsangeboten im Internet (Himmelsbach u. a. 2017).

Während eine Vielzahl verschiedener Akteure personale Beratung für Eltern
anbieten, fällt auf, dass auf den Internetseiten einiger bekannter Akteure, wie die
der Krankenkassen, des Gesundheitsamtes, des kommunalen Pflegestützpunktes
sowie der ambulanten Pflegedienste keine Hinweise zu personaler Elternberatung
identifiziert werden konnten.

Die Aufgaben kommunaler Pflegestützpunkte bestehen insbesondere in der
Beratung und Unterstützung bei Pflegebedürftigkeit zu Fragen hinsichtlich Sozi-
alleistungen und Case Management. Daneben haben Pflegeberatungsstellen auch
einen allgemeinen Beratungsauftrag und sollen einen Beitrag dazu leisten,
die Gesundheitskompetenz der Bevölkerung zu stärken (GKV Spitzenverband
2020). In einer 2012 durchgeführten Erhebung zu Pflegestützpunkten und deren
Inanspruchnahme in Baden-Württemberg konnten Tebest und Kollegen hauptsächlich die Altersgruppe der über 70-jährigen identifizieren (Tebest u. a. 2015).
Eltern sind demnach nicht die Zielgruppe von Pflegestützpunkten, was erklären könnte, weshalb in vorliegender Erhebung keine Beratungsangebote zur
Verbesserung elterlicher Gesundheitskompetenz identifiziert werden konnten. Es
überrascht hingegen, dass auch Krankenkassen und Gesundheitsämter keine personale Beratung für Eltern anbieten. Nicht Gegenstand der Erhebung, jedoch
erwähnenswert ist, dass die Internetseiten der gesetzlichen Krankenkassen mit
einer Fülle von Informationen aufwarten, während die gesichteten Internetseiten
der privaten Krankenkassen den Versicherten nur sehr geringfügig informieren.
Möglicherweise beschränkt sich die Beratung von Krankenkassen insgesamt auf
telefonische Call-Center (Lerch/ Dierks 2001).

Auf der Internetseite des Gesundheitsamtes wurden neben Informationen zu
vielfältigen Themen Verlinkungen aufgeführt, die auf Internetseiten beratender
Akteure verweisen, welche größtenteils bereits durch die angewandten Suchstrategien identifiziert wurden. Dies weist darauf hin, dass das Gesundheitsamt

nicht als primärer Anbieter für personale Beratung für Eltern auftritt, sondern an dieser Stelle eine Vermittlerrolle einnimmt. Die gesichteten Internetseiten ambulanter Pflegedienste wiesen ebenfalls keine personalen Beratungsangebote für Eltern auf. Die Umsetzung des im Präventionsgesetz formulierten Auftrags der „Steigerung der gesundheitlichen Elternkompetenz" sowie der Koordinierung und Zusammenarbeit durch oben genannte Akteure (Präventionsgesetz 2015) wird in vorliegender Untersuchung nicht erkennbar.

Beratung zu Gesundheitsförderung und Prävention überwiegt

Es überrascht, dass Beratungsthemen, die den Umgang mit dem kranken Kind fokussieren, in vorliegender Erhebung vergleichsweise selten identifiziert wurden, während Beratung zu Themen der Gesundheitsförderung und Prävention in der Summe deutlich überwiegen. Interessant ist, dass ältere Menschen im Gegensatz dazu seltener Zielgruppe gesundheitsfördernder und präventiver Maßnahmen sind (Walter und Schwarz 2003). Walter und Schwarz begründen dies mit der vorherrschenden Modellvorstellung einer determinierten altersabhängigen Entwicklung von Gesundheit und Krankheit (vgl. ebd.).

In vorliegender Erhebung beraten Hebammen (21,2 %), Sozialpädagogen/ Sozialarbeiter (18,5 %) und Beratungslehrer (18,5 %) ihrem Aufgabenfeld entsprechend mehrheitlich gesundheitsfördernd und präventiv. Die am häufigsten erfassten Beratungsthemen Schule (13,9 %), Erziehung (9,5 %) und Stillen (8,6 %) können demnach den drei am häufigsten beratenden Berufsgruppen zugeordnet werden.

In der näheren Betrachtung der Ergebnisse wird deutlich, dass der Anteil der für die Beratung zu Krankheitsbewältigung prädestinierten Berufsgruppen, wie die der Kinderärzte, Gesundheits- und Kinderkrankenpflegenden sowie Psychologen und Kinder- und Jugendlichenpsychotherapeuten vergleichsweise gering ist (29 %). Die Internetseiten dieser Akteure sind zudem meist knappgehalten. Es erschließt sich nicht, weshalb zu manchen Themen beraten wird, während andere Themen nicht gelistet sind. Die Annahme, dass es sich bei den aufgeführten Themen hauptsächlich um sogenannte „Individuelle Gesundheitsleistungen" (= IGEL) handelt (die Kosten werden von den Krankenkassen nicht übernommen), wurde überprüft, bestätigte sich jedoch nicht.

Im Versorgungsmonitor der ambulanten Kinder- und Jugendmedizin wird von einer Verschiebung des Diagnosespektrums im ambulanten Bereich und einem deutlichen Anstieg psychosozialer Auffälligkeiten berichtet (Schulz u. a. 2020). Bemerkenswert ist, dass für weit verbreitete psychische und psychosomatische Probleme wie dem Aufmerksamkeitsdefizit und Hyperaktivitätssyndrom (ADHS)

(Robert-Koch-Institut 2008) sowie zu chronischen Erkrankungen oder Adipositas Beratungsangebote für Eltern selten bis gar nicht identifiziert wurden.

Beratung zu Themen, weshalb Eltern hauptsächlich pädiatrische Notfallambulanzen aufsuchen, wie Infekte der oberen Atemwege, Fieber und unklare Bauchschmerzen sowie Angst und Unsicherheit im Umgang mit dem kranken Kind (Bernhard u. a. 2011; Fegeler u. a. 2014; Koller und Damm 2013; Löber u. a. 2019; Lutz u. a. 2018; Waldhauser u. a. 2013) wurden ebenfalls selten erfasst. Auch die in vielen Bundesländern inzwischen verpflichtenden Vorsorgeuntersuchungen, bei welchen Kinderärzte zu gesundheitsfördernden und präventiven Themen beraten (Weber und Jenni 2012), wurden auf den Internetseiten nicht identifiziert. Ursächlich hierfür kann das Selbstverständnis der Kinderärzte im Hinblick darauf sein, dass es sich bei den Vorsorgeuntersuchungen um alltägliche Aufgaben handelt, und diese deshalb als nicht erwähnenswert betrachtet werden.

4.4 Gesundheitskompetenz fördern – eine Aufgabe der Gesundheitsberufe

Pflegefachpersonen und Ärzte im ambulanten Bereich spielen eine zentrale Schlüsselrolle in der Gesundheitsförderung (WHO 2000; WONCA-EUROPE 2002; SVR 2009). Dörge (2011) konnte in einer qualitativen Studie jedoch einen erheblichen Bedarf an Qualifizierungs- und Professionalisierungserfordernissen der beiden Berufsgruppen ermitteln. Sie beschreibt die alltägliche Umsetzung im Denken und Handeln derselben eher als „Ausnahme denn als Regel". Dies zeigt sich auch in vorliegender Untersuchung. Kinderärzte als beratende Berufsgruppe wurden mit 11,1 % vergleichsweise selten identifiziert und Pflegende sind von allen beratenden Gesundheitsberufen am wenigsten vertreten (Gesundheits- und Kinderkrankenpflege 1,7 %; Familiengesundheits- und Kinderkrankenpflegende 0,8 %).

Während Kinderärzte überwiegend Beratung zu Themen der Krankheitsbewältigung anbieten, beraten Pflegende ausschließlich zu Themen, die der Gesundheitsförderung und Prävention zugeordnet werden können und den Beratungsthemen der Hebammen entsprechen.

Diametral dazu äußerten sich Kinderärzte, Gesundheits- und Kinderkrankenpflegende sowie Medizinische Fachangestellte zu der Frage, welche Berufsgruppen Elternberatung zur Förderung elterlicher Gesundheitskompetenz, insbesondere hinsichtlich des Aspektes der Krankheitsbewältigung, durchführen sollten: Hierbei sprachen sich 88 % der Befragten für die Berufsgruppe der Gesundheitsund Kinderkrankenpflegenden aus, 61 % für die der Kinderärzte sowie 41 % für die Berufsgruppe der Medizinischen Fachangestellten. Bemerkenswert ist, dass 83 % der Befragten Elternberatung nicht als ihre Aufgabe in pädiatrischen Notfallambulanzen ansehen (Lutz u. a. 2018).

Es liegt die Vermutung nahe, dass Beratung zur Verbesserung elterlicher Gesundheitskompetenz bisher, im überwiegend kurativ ausgerichteten Arbeitsfeld der Ärzte und Pflegefachpersonen, eine untergeordnete Rolle spielt. Engel und Sickendiek (2005) beschreiben, dass die Auffassung von Beratung im gesundheitsberuflichen und medizinischen Feld meist einem Informieren entspricht während Dörge (2013) von Unsicherheiten Pflegender und Ärzte insbesondere hinsichtlich gesundheitsfördernder Beratung berichtet.

Pflegende haben, gemäß dem Ethikkodex des International Council of Nurses vier grundlegende Aufgaben: Gesundheit zu fördern, Krankheit zu verhüten, Gesundheit wiederherzustellen und Leiden zu lindern (ICN 2006). Mit der Novellierung des Krankenpflegegesetzes 2004 bis zum Inkrafttreten des Pflegeberufegesetzes 2020 spiegelte sich dies in Berufsbezeichnung „Gesundheits- und Krankenpflege" wider (jetzt Pflegefachmann/Pflegefachfrau). Allerdings fehlen Pflegenden in Deutschland hinsichtlich der Förderung von Gesundheitskompetenz autonome Handlungsfelder insbesondere im ambulanten Bereich (Meyer 2006). Dies zeigt sich auch in vorliegender Forschungsarbeit. Im Gegensatz zu den Hebammen als eine der am häufigsten identifizierten Berufsgruppen hinsichtlich personaler Elternberatung, stellt sich die Berufsgruppe der Pflegenden als eine der am seltensten beratenden Berufsgruppe dar.

Ein zentrales Ergebnis dieser Arbeit kann darin gesehen werden, dass die herausragende Bedeutung von Pflegefachpersonen hinsichtlich der Förderung des Erwerbs elterlicher Gesundheitskompetenz (Schaeffer u. a. 2018; Schaeffer und Pelikan 2017; Deutsche Gesellschaft für Beratung 2019; Dörge 2013; Lutz 2018) durch die vorgenommene Recherche nicht deutlich wird.

4.5 Limitationen

Die Reichweite der erhobenen Daten ist durch die Wahl der Methode einer systematisierten Internetrecherche und durch das gewählte Setting und der damit verbundenen Exemplarität einer Großstadt in Baden-Württemberg limitiert.

Methode der systematisierten Internetrecherche
Durch die unbekannte Grundgesamtheit war eine Vollerhebung nicht möglich und eine Repräsentativität der Daten ist nicht gegeben. Die Vollständigkeit der

Ergebnisse wurde zugunsten einer möglichst hohen Relevanz der Suchergebnisse zurückgestellt (Welker und Wünsch 2010a). Forschung im Internet ist verbunden mit Flüchtigkeit und Dynamik. Es kann hierbei zu Verzerrung der Analyseergebnisse durch die im Vorfeld ausgewählte Suchmaschine kommen (ebd.). Die Reihenfolge, in welcher die Ergebnisse mit einer Suchmaschine aufgezeigt werden, das sogenannte Ranking, kann sich je nach Suchmaschine unterscheiden. Jeder Suchmaschine ist eine unterschiedliche Relevanz zugrunde gelegt, was zur Folge hat, dass sich die Datenbestände auch im Umfang unterscheiden (Simon 2018). Die Wahl der Suchbegriffe beeinflusst das Ergebnis und das Ranking kann durch den Einsatz von Strategien des Netzwerkmarketings seitens der Anbieter beeinflusst werden (Hönle 2017). Nachdem dies jedoch das normale Surfverhalten von Internetnutzern widerspiegelt, wurden die Internetseiten gefunden und analysiert, welche auch die Nutzer über Suchmaschinen finden (Welker u. Wünsch, 2017).

Recherche bekannter Akteure
Eine weitere Limitation stellt die Recherche bekannter Akteure dar (Suchstrategie 2). Diese erfolgte literaturgestützt, wurde jedoch auch durch das implizite Wissen der in der Stadt Heidelberg lebenden Forscherin geleitet. Möglicherweise wurden die der Forscherin unbekannten Angebote nicht erfasst.

Beratungsangebote und Setting
Die inhaltliche Qualität der identifizierten Beratungsangebote kann durch die vorliegende Erhebung nicht beurteilt werden. Zudem wurde im Rahmen der Erhebung nicht überprüft, ob es die im Internet gefundenen Beratungsangebote tatsächlich gibt.

Beratungsangebote, die nicht im Internet beworben werden, konnten durch die Erhebung nicht erfasst werden. Daher kann es sein, dass aufgrund informativ knappgehaltener Internetseiten nicht alle vorhandenen Beratungsangebote dargestellt werden. Eine weitere Limitation stellt die Einschränkung der Erhebung für nur eine Stadt dar. Aufgrund der in Abschnitt 3.2 beschriebenen Bevölkerungsstruktur sowie der überdurchschnittlich hohen Versorgungsdichte durch Ärzte und Kinder – und Jugendlichenpsychotherapeuten in der Stadt Heidelberg, ist eine Übertragbarkeit der Ergebnisse, insbesondere auch aufgrund der Aussparung der ländlichen Region, weder auf beliebige andere Städte noch auf ganz Deutschland gegeben.

4.6 Implikationen

Im Folgenden werden Empfehlungen ausgesprochen, die für eine Weiterentwicklung personaler Beratungsangebote hinsichtlich der Förderung elterlicher Gesundheitskompetenz im Allgemeinen sowie insbesondere für das Handlungsfeld der Gesundheitsprofessionen im Speziellen bedeutsam sind.

Implikationen für die Auffindbarkeit von Beratungsangeboten
Die Unübersichtlichkeit hinsichtlich verfügbarer personaler Beratungsangebote zur Förderung elterlicher Gesundheitskompetenz erfordert eine Optimierung hinsichtlich deren Auffindbarkeit im Internet.

Zielführend erscheint diesbezüglich die Sicherstellung einer sektorenübergreifenden Koordinierung der beratenden Akteure innerhalb und außerhalb des Gesundheitswesens. Ein kommunales internetbasiertes Gesundheitsportal, in Verantwortung des öffentlichen Gesundheitsdienstes, könnte für Eltern als wichtiger Schlüssel dienen, einen raschen Überblick hinsichtlich verfügbarer Beratungsangebote zu erhalten. Zudem könnte ein solches Gesundheitsportal den Austausch sowie die Vernetzung beratender Akteure verbessern. Die Aussagekraft der Internetseiten sollte hierbei hinsichtlich inhaltlicher, personeller sowie struktureller Angaben optimiert werden.

Implikationen für die Versorgungslage
Der niederschwellige Zugang zu Beratungsangeboten erfordert den Ausbau weiterer möglicher „Zugeh"-Strukturen sowie niedrigschwelliger Beratungsangebote. Beratung zu Gesundheitsthemen sollte wohnortnah in kommunalen Settings verankert werden, in welchen sich Eltern im Alltag bewegen. Eine strukturierte gezielte Weiterentwicklung personaler Beratungsangebote für Eltern zu Gesundheitsthemen, sowie die Etablierung routinemäßiger Sprechstunden insbesondere in diesen Settings, könnten sich als zielführend erweisen. Zu berücksichtigen ist bei der Gestaltung von Elternberatungsangeboten eine zielgruppengerechte Ausrichtung. Kulturelle Diversität, Sprachbarrieren sowie sozio-ökonomische Aspekte der Nutzer sollten hierbei Berücksichtigung finden.

Es spricht vieles dafür, dass einerseits Schulen und Kindertagesstätten sowie Kinderarztpraxen hierbei eine Schlüsselposition einnehmen. PORT Gesundheitszentren zeigen sich aufgrund ihrer personellen interprofessionellen Ausrichtung diesbezüglich als besonders zukunftsweisend.

Das hohe Vertrauen, welches Angehörige der Gesundheitsberufe hinsichtlich der Beratung zu Gesundheitsthemen in der Bevölkerung genießen, sollte sich im Angebot personaler Beratungsangebote für Eltern sehr viel deutlicher

widerspiegeln. Eine besondere Bedeutung erfahren hierbei akademisch qualifi-
zierten Pflegefachpersonen (Community Health Nurses, School Health Nurses,
Family Health Nurses) die mit der gesamten Lebens- und Entwicklungsspanne
in Gesundheit und Krankheit von Kindern sowie der Zusammenarbeit mit Eltern
vertraut sind.

Die Professionalisierung der Pflegeberufe schreitet (auch) in Deutsch-
land voran und geht neben anderem einher mit einer Verbesserung der
Kommunikations- und Beratungskompetenz akademisierter Pflegefachpersonen.
Die vorliegende Forschungsarbeit, bestätigt jedoch, dass die bereits in vielen
Ländern längst etablierten Rollen der Community Health Nurse, School Nurse
oder Family Health Nurse bisher nicht institutionalisiert sind. Fokussiert werden
sollte daher der Ausbau autonomer Arbeitsfelder Pflegender. Insbesondere in den
Settings Schule, Kindertagesstätte und Kinderarztpraxis sowie PORT Gesund-
heitszentren sollten diese präventiv und kurativ gesundheitsberatend tätig sein.
Unabdingbar ist hierbei die Intensivierung der multiprofessionellen Zusammenarbeit der beratenden Berufsgruppen in den jeweiligen Settings.

Die Entwicklung bedarfsgerechter Beratungsangebote für Eltern, sowie die
regelmäßigen Evaluation von Effektivität und Effizienz derselben, könnten einen
nachhaltigen Beitrag zur Verbesserung elterlicher Gesundheitskompetenz leisten.
Berücksichtigt werden sollten hierbei die individuellen Lern- und Informati-
onsvoraussetzungen der Ratsuchenden. Aufgrund der mit zunehmendem Alter
einhergehenden Autonomie von Kindern und Jugendlichen sollten diese darüber hinaus ebenfalls sukzessive einbezogen werden. Eine Grundvoraussetzung
hinsichtlich der Förderung elterlicher Gesundheitskompetenz mittels personaler
Beratung stellt die Finanzierung derselben dar. Beratung muss für alle beratenden
Akteure abrechenbar sein.

Implikationen für die Forschung

Die Ergebnisse der Erhebung zeigen, dass durch die unausgewogene Verteilung
der beratenden Akteure im jeweiligen Stadtteil ungleiche Zugangsvorausset-
zungen zu personalen Beratungsangeboten für Eltern bestehen können. Die
Verfügbarkeit personaler Beratungsangebote in ländlichen Regionen sowie in
weiteren Städten sollte darüber hinaus erforscht werden.

Von Interesse ist zudem, wer die Zielgruppen der identifizierten Beratungsangebote sind und welche Beratungsangebote häufig bzw. weniger häufig in
Anspruch genommen werden. Forschungsbedarf besteht ebenfalls hinsichtlich der
Frage, wann und durch welche Situationen Eltern bemerken, dass Beratungsbe-
darf besteht und wie sie vorgehen, um Beratung zu erhalten.

Elterliche Gesundheitskompetenz beeinflusst nachweislich die Gesundheit der Kinder. Welchen Einfluss die Weitergabe von Gesundheitskompetenz in der Ursprungsfamilie der Eltern auf eine gesundheitskompetente Elternschaft hat und welche biografischen Aspekte hierbei eine Rolle spielen bedürfen einer intensiven Betrachtung. Eine entscheidende Frage, die bisher nicht beantwortet ist, wäre zudem, wie sich elterliche Gesundheitskompetenz entwickelt. Verfügen Eltern bereits bei Geburt des ersten Kindes über eine elterliche Gesundheitskompetenz? Sind Eltern mehrerer Kinder gesundheitskompetenter? Reicht eine Verbesserung der elterlichen Gesundheitskompetenz aus, um der Angst und Unsicherheit im Umgang mit dem kranken Kind zu begegnen?

Um zu Gesundheitsthemen zu beraten, bedarf es der Fähigkeit die Gesundheitskompetenz der Ratsuchenden einschätzen zu können. Von großem Erkenntnisinteresse ist daher, welche Definition von Beratung und welche Beratungskonzepte den identifizierten Beratungsangeboten zugrunde liegen. Weiter sollte erhoben werden inwiefern Kommunikation in Beratungssituationen zielgruppenspezifisch gestaltet wird.

Überprüft werden sollte zudem die Übertragbarkeit angewandter Instrumente zur Erfassung von Gesundheitskompetenz auf die Gruppe der Eltern. Naheliegend ist, dass die Gesundheitskompetenz *für sich selbst* nicht vergleichbar ist, mit der Gesundheitskompetenz *stellvertretend für Andere*, in diesem Fall für das eigene Kind. Darüber hinaus wäre das Erforschen dieses Aspektes auch im Hinblick auf die Gruppe aller pflegender Angehöriger von großem Erkenntnisinteresse.

Literaturverzeichnis

Abel, T; Bruhin, E (2003): Health Literacy/ Wissensbasierte Gesundheitskompetenz. In: Bundeszentrale für gesundheitliche Aufklärung (Hg.). Leitbegriffe der Gesundheitsförderung. Schwabenheim a.d. Selz. Peter Sabo. S. 128–131.

Abel, T; Sommerhalder, K (2015): Gesundheitskompetenz/Health Literacy: Das Konzept und seine Operationalisierung. In: Bundesgesundheitsblatt, Gesundheitsforschung-Gesundheitsschutz, 58 (9), S. 923–929, doi: https://doi.org/10.1007/s00103-015-2198-2.

Ad Hoc Committee on Health Literacy for the Council on Scientific Affairs, American; Medical Association (1999): Report of the Council on Scientific Affairs. In: JAMA: The Journal of the American Medical Association, 281 (6), S. 552–557.

Altgeld, T (2003): In: HAG Hamburgische Arbeitsgemeinschaft für Gesundheitsförderung. Ressourcen stärken – Benachteiligungen ausgleichen. Gesundheitsförderung in Kindertagesstätten unter Berücksichtigung besonderer Lebenslagen. Online: https://www.hag-gesundheit.de/arbeitsfelder/gesund-aufwachsen/kita/netzwerk-kita. [26.06.2020].

Altgeld, T; Knesebeck, O; Ottova, V; u. a In: Hurrelmann, K; Richter, M; Klotz, T; u.a. (Hg.) (2018): Referenzwerk Prävention und Gesundheitsförderung: Grundlagen, Konzepte und Umsetzungsstrategien. 5. vollst. überarb. Auflage. Bern. Hogrefe.

Amt für Stadtentwicklung und Statistik Heidelberg (2018a): Heidelberg in Zahlen. Online:http://www.heidelberg.de/hd,Lde/HD/Leben/Heidelberg+in+Zahlen.html [13.01.2020].

Amt für Stadtentwicklung und Statistik Heidelberg (2018b): Schriften zur Stadtentwicklung. Bericht zur sozialen Lage in Heidelberg. Online: http://www.heidelberg.de/site/Heidel berg_ROOT/get/documents_E-1669623501/heidelberg/Objektdatenbank/12/PDF/12_ pdf_ [16.01.2020].

Antonovsky, A; Franke, A (1997): Salutogenese: Zur Entmystifizierung der Gesundheit. Tübingen. dgvt Verlag.

AOK-Familienstudie (2018): AOK -Familienstudie 2018.Eine quantitative und qualitative Befragung von Eltern mit Kindern im Alter von 4 bis 14 Jahren. Online: https://www. aok-bv.de/imperia/md/aokbv/gesundheitskompetenz/bericht_gesundheitskompetenz_f amilienstudie2018.pdf [16.12.2019].

Ärzteblatt (2020): Nationales Gesundheitsportal soll im Sommer online gehen. Online: https://www.aerzteblatt.de/nachrichten/109158/Nationales-Ge-sundheitsportal-soll-im-Sommer-online-gehen [05.02.2020].

© Der/die Herausgeber bzw. der/die Autor(en), exklusiv lizenziert an Springer Fachmedien Wiesbaden GmbH, ein Teil von Springer Nature 2022
N. Lutz, *Elterliche Gesundheitskompetenz*,
https://doi.org/10.1007/978-3-658-40900-5

Bauer, R; Dahme, H-J, Struck, N (2011): Freie Träger In: Thole, W (Hg.) (2011): Grundriss Soziale Arbeit. Ein einführendes Handbuch. 4. Auflage. Wiesbaden: VS Verlag. S. 813–829

Baumann, E; Möhring, W (2004): Effektive und Ineffektive Informationswege zur Prävention von Rückenschmerzen. Expertise im Auftrag der Bertelsmann Stiftung und der Akademie für manuelle Medizin GmbH. Online: http://www.bertelsmann-stiftung.de/cps/rde/xbcr/SID-0A000F14-FA210692/bst/Expertise_Baumann.pdf [23.01.2020].

Bauer, U (2005): Das Präventionsdilemma: Potenziale schulischer Kompetenzförderung im Spiegel sozialer Polarisierung. Wiesbaden. VS Verlag für Sozialwissenschaften.

Beelemann, A (2006): Wirksamkeit von Präventionsmaßnahmen bei Kindern und Jugendlichen: Ergebnisse und Implikationen der integrativen Erfolgsforschung. In: Zeitschrift für Klinische Psychologie und Psychotherapie, 35 (2) S. 62–151.

Berens, E-M; Vogt, D; Ganahl, K; u.a. (2018): Health Literacy and Health Service Use in Germany. In: HLRP: Health Literacy Research and Practice, 2 (2), S. e115–e122, Online: http://www.healio.com/doiresolver?doi=10.3928/24748307-20180503-01 [20.09.2019].

Berens, E-M; Vogt, D; Messer, M; u.a. (2016): Health literacy among different age groups in Germany: results of a cross-sectional survey. In: BMC Public Health, 16 (1), S. 1151, doi: https://doi.org/10.1186/s12889-016-3810-6.

Bergmann, E; Kalcklösch, M; Tiemann, F (2005): Inanspruchnahme des Gesundheitswesens: Erste Ergebnisse des telefonischen Gesundheitssurveys 2003. In: Bundesgesundheitsblatt – Gesundheitsforschung – Gesundheitsschutz, 48(12), S. 1365–1373, doi:https://doi.org/10.1007/s00103-005-1167-6.

Bernhard, M; Helm, M; Luiz, T; u.a. (2011): Pädiatrische Notfälle in der prähospitalen Notfallmedizin: Implikationen für die Notarztqualifikation. In: Notfall+Rettungsmedizin, 14(7),S. 554–566, doi:https://doi.org/10.1007/s10049-010-1402-z.

Bormann, C (2012): Gesundheitswissenschaften: Einführung. Konstanz: UTB.

Brandl-Bredenbeck, H-P; Brettschneider, W-D (2010): Kinder heute, Bewegungsmuffel, Fastfoodjunkies, Medienfreaks? Eine Lebensstilanalyse. Aachen. Meyer & Meyer Verlag.

Braun, B (2017): Patentrezept Medienkompetenz. Ein Weg zur Steigerung der Gesundheitskompetenz?. In: Public Health Forum, 25 (1), S. 54–56, doi: https://doi.org/10.1515/pub hef-2016-2165.

Brisch, K- H (2019): Familien unter Hoch-Stress: Beratung, Therapie und Prävention für Schwangere, Eltern und Säuglinge in Ausnahmesituationen.Stuttgart. Klett-Cotta-Verlag.

Bundesagentur für Arbeit (2017): Arbeitsmarkt im Jahr 2016. Online: https://www.arbeitsag entur.de/presse/2017-02-der-arbeitsmarkt-im-jahr-2016 [16.01.2020].

Bundesagentur für Arbeit (2019): Berichte: Blickpunkt. Arbeitsmarkt. Akademikerinnen und Akademiker. Online: https://statistik.arbeitsagentur.de/Statischer-Content/Arbeitsma rktberichte/Berufe/generische-Publikationen/Broschuere-Akademiker.pdf [16.01.2020].

Bundesgesundheitsministerium, Reform der Notfallversorgung (2019): Online: http://www. bundesgesundheitsministerium.de/notfallversorgung.html [16.01.2020].

Bundeszentrale für gesundheitliche Aufklärung (Hg.) (2011): Leitbegriffe der Gesundheitsförderung und Prävention. Gamburg. Verlag für Gesundheitsförderung.

Bundeszentrale für gesundheitliche Aufklärung (2002): Leitfragen, Empfehlungen und Perspektiven zur Gesundheitsförderung im Kindergarten. In: Früh übt sich...-Gesundheitsförderung im Kindergarten, S. 190–193.

Bundeszentrale für politische Bildung (2013): Online: http://www.bpb.de/lernen/grafstat/par tizipation-vor-ort/155244/internetrecherche [14.01.2020].

Curbach, J; Brandstetter, S; Strohmeier, M; u.a. (2019): Übergewichtsprävention durch niedergelassene Kinderärzte – eine qualitative Interviewstudie zur ärztlichen Sichtweise auf die Umsetzbarkeit von ernährungsbezogener Prävention in der Praxis. In: Das Gesundheitswesen, 81, (08/09), S. 722.

DBFK (2018): Schulgesundheitspflege –Was ist das eigentlich? Online: https:// http://www. dbfk.de/de/themen/Schulgesundheitspflege.php. [20.06.2020].

Datenatlas Heidelberg (2018): Online: ww2.heidelberg.de/datenatlas [28.05.2020].

Deutsche Gesellschaft für Beratung (2019): Mehr gute Beratung im Gesundheitswesen. Positionspapier der deutschen Gesellschaft für Beratung. Online: https://www.dachve rband-beratung.de/dokumente/DGfB_Positionspapier_Beratung_im_Gesundheitswesen. pdf [18.12.2019].

DeWalt, D; Hink, A (2009): Health Literacy and Child Health Outcomes: A Systematic Review of the Literature. In: Pediatrics, 124 (3), S. S265–S274, doi: https://doi.org/10. 1542/peds.2009-1162B.

Dierks, M-L (2017): Gesundheitskompetenz – Was ist das? In: Public Health Forum, 25 (1), S. 2–5, doi: https://doi.org/10.1515/pubhef-2016-2111.

Dierks, M-L; Seidel, G (2016): Gesundheitskompetenz fördern-Patienten souveranität stärken. In: Pundt, J (Hg.) Patientenorientierung: Wunsch oder Wirklichkeit? 2. Auflage. Bremen. Apollon University Press, S. 138–168.

Dörge, C (2011): Gesundheitsförderung in der ambulanten Krankenversorgung: Subjektive Vorstellungen und Handlungskonzepte von Hausärzten und Pflegekräften. In: Das Gesundheitswesen, (08/09) S. 73–A355, doi: https://doi.org/10.1055/s-0031-1283440.

Engel, F; Sieckendiek, U (2005): Beratung – ein eigenständiges Handlungsfeld mit neuen Herausforderungen. In: Pflege und Gesellschaft, 4 (10), S. 163–171.

Fegeler, U; Jäger-Roman; E; Martin, R; u.a. (2014): Ambulante allgemeinpädiatrische Grundversorgung: Versorgungsstudie der Deutschen Akademie für Kinder- und Jugendmedizin. In: Monatsschrift Kinderheilkunde, 162 (12), S. 1117–1130, doi: https://doi.org/ 10.1007/s00112-014-3258-7.

Fleischmann, T (2019): Online:http://www.aerzteblatt.de/nachrichten/106908/Zustaende-inden-Notaufnahmen-sind-erbaermlich [14.01.2020].

Fromm, B; Baumann, E; Lampert, C (2011): Gesundheitskommunikation und Medien: ein Lehrbuch. Stuttgart: Kohlhammer.

Frühe Hilfen Stadt Heidelberg (2020): Online: https://www.heidelberg.de/hd/HD/Leben/ HEIKE+_+Heidelberg+engagiert+sich+fuer+Kinderschutz.html [20.06.2020].

Gemeinsamer Bundesausschuss (2015): Allgemeine Methoden im Rahmen der sektorenübergreifenden Qualitätssicherung im Gesundheitswesen nach §137a SGB V. Version 4.0. In: AQUA – Institut für angewandte Qualitätsförderung und Forschung im Gesundheitswesen Gmb (Hg.). Online: https://www.aqua-institut.de/projekte/methodenpapier/ [20.06.2020].

Gerken, U; A'Walelu, O; Bisson, S; u.a. (2008): Erreichbarkeit von russisch- und türkischsprachigen Migranten über Informationsveranstaltungen mit Zugeh- und Kommstruktur zum Thema Suchtprävention. In: Das Gesundheitswesen, 70 (07), doi: https://doi.org/10. 1055/s-0028-1086273.

GKV Spitzenverband (2020): Pflegeversicherung, Beratung und Betreuung. Online: http://www.gkv-spitzenverband.de/media/dokumente/pflegeversicherung/beratung_und_bet reuung/pflegestuetzpunkte/_92_c_Empfehlungen_Finanzierung. [13.06.2020].

Glick, A; Farkas, J; Nicholson,J; u.a. (2017): Parental Management of Discharge Instructions: A Systematic Review. In: Pediatrics, 140 (2), doi: https://doi.org/10.1542/peds.2016-4165.

Gutachten des Sachverständigenrates für die Konzertierte Aktion im Gesundheitswesen (2001): Bedarfsgerechtigkeit und Wirtschaftlichkeit, Band I, Zielbildung, Prävention, Nutzerorientierung und Partizipation.Online: http://www.dipbt.bundestag.de/doc/btd/14/056/1405660.pdf. [16.02.2020].

Habermann-Horstmeier, L (2017): Gesundheitsförderung und Prävention: kompakte Einführung und Prüfungsvorbereitung für alle interdisziplinären Studienfächer. Bern. Hogrefe.

Hafen, M (2017): Die Entwicklung der Gesundheitskompetenz in der frühen Kindheit. In: Public Health Forum, 25 (1), S. 81–83, doi: https://doi.org/10.1515/pubhef-2016-2125.

Harrington, K; Zhang, B; Magruder, T; u.a. (2015): The Impact of Parent's Health Literacy on Pediatric Asthma Outcomes. In: Pediatric Allergy, Immunology, and Pulmonology, 28 (1), S. 20–26, doi: https://doi.org/10.1089/ped.2014.0379.

Hartung, S; Kluwe, S; Sahrai, D (2009): Elternbildung und Elternpartizipation in Settings. Eine programmspezifische und vergleichende Analyse von Interventionsprogrammen in Kita, Schule und Kommune. Abschlussbericht Bielefelder Evaluation von Elternedukationsprogrammen (BEEP). Online: http://www.instep-online.de/App_Data/upload/pdf/Abschlussbericht_BEEP.pdf. [14.06.2020].

Haug, S.; Biedermann, A.; Ulbricht, S.; u.a. (2014): Individualisierte Beratung von Eltern in Kinderarztpraxen zur Reduktion der Passivrauchbelastung ihrer Kinder: eine Machbarkeitsstudie. In: Das Gesundheitswesen, 77 (05), S. 374–381, doi: https://doi.org/10.1055/s-0034-1381991.

Heim, E (1998): Coping – Erkenntnisstand der 90er Jahre. In: Psychotherapie, Psychosomatik, Medizinische Psychologie, (48), S. 321–337.

Herman, A; Young, K; Espitia, D; u.a. (2009): Impact of a Health Literacy Intervention on Pediatric Emergency Department Use. In: Pediatric Emergency Care, 25 (7), S. 434–438, doi: https://doi.org/10.1097/PEC.0b013e3181ab78c7.

Hodgson, L; Growcott, C; Williams, A; u.a. (2019): First steps: Parent health behaviours related to children's foot health. In: Journal of Child Health Caredoi: https://doi.org/10.1177/1367493519864752.

Hoepffner, W; Wiemert, B; Reitmann, M; u.a. (2000): Evaluation von ambulanten Versorgungsstrukturen. In: Monatsschrift Kinderheilkunde, 148 (5), S. 470–474, doi: https://doi.org/10.1007/s001120050577.

Holdenrieder, J (2020): Online: https://www.kohlhammer.de/wms/instances/KOB/data/pdf/978-3-17-033407-6_L.pdf [10.06.2020].

Holland, H.; Huldi, C.; Kuhfuß, H.;u.a. (2001): CRM im Direktmarketing. Kunden gewinnen durch interaktive Prozesse. Springer. Heidelberg.

Horn, A; Vogt, D; Messer, M; u.a. (2015): Health Literacy von Menschen mit Migrationshintergrund in der Patientenberatung stärken: Ergebnisse einer qualitativen Evaluation. In: Bundesgesundheitsblatt – Gesundheitsforschung – Gesundheitsschutz, 58 (6), S. 577–583, doi: https://doi.org/10.1007/s00103-015-2147-0.

Hönle, J (2017): Online beraten und verkaufen. Schritt 6: Netzwerkmarketing-wie Sie bei den Suchmaschinen ganz oben landen. Springer. Wiesbaden.

Howe, C; Cipher, D; LeFlore, J; u.a. (2015): Parent Health Literacy and Communication with Diabetes Educators in a Pediatric Diabetes Clinic: A Mixed Methods Approach. In: Journal of Health Communication, 20 (sup2), S. 50–59, doi: https://doi.org/10.1080/108 10730.2015.1083636.

Howe, C; Winterhalter, E (2013): Parent Health Literacy: Risks and Outcomes. In: Journal of Pediatric Nursing, 28 (5), S. 515–516, doi: https://doi.org/10.1016/j.pedn.2013.06.001.

Hurrelmann, K; Andresen, S (2007): Kinderpolitik: Das „ganze Dorf" wird gebraucht. In: Hurrelmann K/Andresen S & TNS Infratest Sozialforschung: Kinder in Deutschland 2007. 1. World Vision Kinderstudie. Frankfurt am Main. S. 361–390.

Hurrelmann, K; Hartung, S; Kluwe, S; u.a. (2013): Gesundheitsförderung durch Elternbildung. In: Das Gesundheitswesen, 77 , S. S. 27–28, doi: https://doi.org/10.1055/s-0032-1331245.

Hurrelmann, K; Laaser, U; Richter, M (2016): Gesundheitsförderung und Krankheitsprävention. In: Hurrelmann, K; Rasum, O (Hg.) Handbuch Gesundheitswissenschaften. 6. Auflage. Weinheim Basel: Beltz Juventa. S. 661–691.

Hurrelmann, K; Klotz, T; Haisch, J (2014): Lehrbuch Prävention und Gesundheitsförderung. 4.vollständig überarbeitete Auflage. Bern. Hans Huber.

IGES Institut GmbH (2021): Gesundheitszentren für Deutschland. Robert- Bosch- Stiftung (Hg.). Online: https://www.bosch-stiftung.de/sites/default/files/publications/pdf/2021-05/Studie_Primaerversorgung_Gesundheitszentren-fuer-Deutschland.pdf. [12.12.2022].

Janßen, C; Dinger, H; u.a. (2009): Der Einfluss von sozialer Ungleichheit auf die medizinische und gesundheitsbezogene Versorgung in Deutschland. In: Richter, M; Hurrelmann, K (Hrsg.) Gesundheitliche Ungleichheit: Grundlagen, Probleme, Perspektiven. 2., aktualisierte Auflage. Wiesbaden. VS, Verlag für Sozialwissenschaften, S. 149–165.

Jordan, S; Hoebel, J (2015): Gesundheitskompetenz von Erwachsenen in Deutschland: Ergebnisse der Studie Gesundheit in Deutschland aktuell (GEDA). In: Bundesgesundheitsblatt – Gesundheitsforschung – Gesundheitsschutz, 58 (9), S. 942–950, doi: https://doi.org/10.1007/s00103-015-2200-z.

Jordan, S; Töppich, J (2015a): Die Förderung von Gesundheitskompetenz (Health Literacy) – Eine gesamtgesellschaftliche Aufgabe. In: Bundesgesundheitsblatt – Gesundheitsforschung – Gesundheitsschutz, 58 (9), S. 921–922, doi: https://doi.org/10.1007/s00103-015-2233-3.

Jude, N; Klieme, E (2013): Elternberatung an Schulen im Sekundarbereich. Schulische Rahmenbedingungen, Beratungsangebote der Lehrkräfte und Nutzung von Beratung durch die Eltern. In: PISA 2009 – Impulse für die Schul- und Unterrichtsforschung. Weinheim. Beltz Juventa (Zeitschrift für Pädagogik Beiheft), S. 40–62.

Juraforum: Online: https://www.juraforum.de/lexikon/traeger [28.05.2020].

Kamps, U (2018): Datenanalyse. Online: http://www.wirtschaftslexikon.gabler.de/definition/datenanalyse-30331 [29.01.2020].

Kickbusch, I; Pelikan, J; Haslbeck, J; u.a. (2016): Gesundheitskompetenz. Die Fakten 2016. Genf: Weltgesundheitsorganisation 2016. Online: https://aok-bv.de/imperia/md/aokbv/gesundheitskompetenz/who_health_literacy_fakten_deutsch.pdf [29.01.2020].

Kickbusch, I; Hartung, S (2014): Die Gesundheitsgesellschaft: Konzepte für eine gesundheitsförderliche Politik. 2.vollst. überarb. Auflage. Bern.Huber.

Kickbusch, I; Pelikan, J; Apfel, F; u.a. (2013): Health literacy: the solid facts. Copenhagen: World Health Organization Regional Office for Europe (The solidfacts). Online:https:// apps.who.int/iris/bitstream/handle/10665/128703/e96854.pdf [29.01.2020].

Klose, J; Rehbein, I (2017): Ärzteatlas 2017 Daten zur Versorgungsdichte von Vertragsärzten. Wissenschaftliches Institut der AOK. Online: https://www.wido.de/fileadmin/ Dateien/Dokumente/Publikationen_Produkte/Buchreihen/Aerzteatlas/wido_amb_aeztea tlas_2017.pdf [16.01.2020].

Kolip, P; Lademann, J (2016): Familie und Gesundheit. In: Hurrelmann, K; Razum, O (Hg.) Handbuch Gesundheitswissenschaften. 6.Auflage. Weinheim Basel. Beltz Juventa, S. 517–540.

Koller, D; Damm, L (2013): Behandlung akut erkrankter Kinder und Jugendlicher: Versorgungsprobleme in Spitalsambulanzen im Ballungsraum Wien. In: Pädiatrie & Pädologie, 48, S. 1, S. 61–65, doi: https://doi.org/10.1007/s00608-013-0065-7.

Kolpatzik, K (2017): Gesundheitskompetenz von gesetzlich Krankenversicherten-Ergebnisse einer bundesweiten Repräsentativumfrage unter GKV-Versicherten. In: Schaeffer, D; Pelikan, JM (Hg.) Health Literacy. Forschungsstand und Perspektiven. Bern. Hogrefe.

Korzilius, H (2016): Notfallversorgung: Vertragsärzte wollen Regie führen. In: Deutsches Ärzteblatt 2016; 113, S. 31–32.

Köster, C; Wrede, S; Hermann, T; u.a. (2016): Ambulante Notfallversorgung. Analyse und Handlungsempfehlungen. AQUA – Institut für angewandte Qualitätsförderung und Forschung im Gesundheitswesen GmbH. Göttingen .

Krämer, L; Bengel, J (2016): Chronische körperliche Krankheit und Krankheitsbewältigung. In: Bengel, J; Mittag, O (Hg.) Psychologie in der medizinischen Rehabilitation. Berlin, Heidelberg. Springer. S. 25–36, doi: https://doi.org/10.1007/978-3-662-47972-8_3.

Kultusministerkonferenz (2004): Standards für die Lehrerbildung: Bildungswissenschaften. Beschluss der Kultusministerkonferenz vom 16.12.2004.Online: http://www.kmk.org/fil eadmin/Dateien/veroeffentlichungen_beschluesse/2004/2004_12_16-Standards-Lehrer bildung-Bildungswissenschaften.pdf [29.06.2020].

Leppin, A (2014): Konzepte und Strategien der Prävention. In: Hurrelmann, K; Klotz, T; Haisch, J (Hg.) Lehrbuch Prävention und Gesundheitsförderung. 4. Auflage. Bern. Hans Huber. S. 36–44.

Lerch, M; Dierks, M.L. (2001): Gesundheitsinformation und – kommunikation als Basis für Patientensouveränität. In: Dierks, Marie-Luise; Akademie für Technikfolgenabschätzung in Baden-Württemberg (Hrsg.) Patientensouveränität: der autonome Patient im Mittelpunkt. Stuttgart. Akademie für Technikfolgenabschätzung in Baden-Württemberg. Online: https://elib.uni-stuttgart.de/bitstream/11682/8693/1/AB195.pdf. [20.06.2020].

Link, E (2016): Gesundheitskommunikation mittels Gesundheitsportalen und Online-Communitys. In: Rossmann, C; Hastall, M (Hg.) Handbuch Gesundheitskommunikation. Wiesbaden. Springer. S. 1–11, doi: https://doi.org/10.1007/978-3-658-10948-6_13-1.

Löber, N; Kranz, G; Berger, R; u.a. (2019): Inanspruchnahme einer pädiatrischen Notaufnahme: Motivation und Besuchsgründe bei nichtdringlichem Behandlungsbedarf. In: Notfall + Rettungsmedizin, 22 (5), S. 386–393, doi: https://doi.org/10.1007/s10049-018-0462-3.

Lücke, S; Baumann, E (2007): Öffentlichkeitsarbeit. In: Gesundheitsberichterstattung und Surveillance – Messen, Entscheiden, Handeln. Das Hand- und Lehrbuch für Praktiker und Studierende. Bern. Hans Huber. S. 92–103.

Lummer, P (2006): Zugangsmöglichkeiten und Zugangsbarrieren zur Patientenberatung und Nutzerinformation. Online: https://www.uni-bielefeld.de/gesundhw/ag6/downloads/ipw-131.pdf. [20.06.2020].

Lutz, N; Baumann, Y; Löser-Priester, I (2018): Wann ist ein Notfall ein Notfall? In: Mabuse, 235 (43), S. 60–62.

Malloy-Weir, L; Charles, C; Gafni, A; u.a. (2016): A review of health literacy: Definitions, interpretations, and implications for policy initiatives. In: Journal of Public Health Policy, 37 (3), S. 334–352, doi: https://doi.org/10.1057/jphp.2016.18.

Marstedt, G (2018): Das Internet: auch ihr Ratgeber für Gesundheitsfragen? Bevölkerungsumfrage zur Suche von Gesundheitsinformationen im Internet und zur Reaktion der Ärzte. Online: https://www.bertelsmann-stiftung.de/de/publikationen/publikation/did/das-internet-auch-ihr-ratgeber-fuer-gesundheitsfragen/ [08.02.2020].

Marzinzik, K; Kluwe, S (2005): Stärkung der Erziehungskompetenz durch Elternkurse. Zur Wirksamkeit und Reichweite des Elterntrainings STEP. Online: https://instep-online.de/App_Data/upload/pdf/Evaluation-des-STEP-Elterntrainings.-Publikation-in-der-Zeitschrift-Prvention-03-07.pdf. [20.06.2020].

Merkle, T; Wippermann, C; Henry-Huthmacher, C; u.a. (Hg.) (2008): Eltern unter Druck: Selbstverständnisse, Befindlichkeiten und Bedürfnisse von Eltern in verschiedenen Lebenswelten ; eine sozialwissenschaftliche Untersuchung von Sinus Sociovision GmbH im Auftrag der Konrad-Adenauer-Stiftung e.V. Stuttgart. Lucius & Lucius.

Merz, R (2016): Gesundheitskompetenz der Patienten stärken. In: MMW – Fortschritte der Medizin, 158 (12), S. 36–36, doi: https://doi.org/10.1007/s15006-016-8435-2.

Meyer, M (2006): Von der Gemeindepflege zur Pflegeversicherung: zur Dekonturierung präventiver pflegerischer Aufgaben in der gemeindenahen Pflege. In: Hasseler, M; Meyer, M (Hg.) Prävention und Gesundheitsförderung- Neue Aufgaben für die Pflege. Hannover. Schlütersche Verlagsgesellschaft. S. 13–31.

Müller-Mudt, G; Ose, D (2005): Beratung im Gesundheits- und Sozialwesen in Nordrhein-Westfalen– Strukturen und Schwerpunkte.Online: https://www.uni-bielefeld.de/(en)/gesundhw/ag6/downloads/ipw-129.pdf. [11.06.2020].

Niehues, C (2012): Notfallversorgung in Deutschland: Analyse des Status quo und Empfehlungen für ein patientenorientiertes und effizientes Notfallmanagement. Stuttgart. Kohlhammer.

Nutbeam, D (2000): Health literacy as a public health goal: a challenge for contemporary health education and communication strategies into the 21st century. In: Health Promotion International, 15 (3), S. 259–267, doi: https://doi.org/10.1093/heapro/15.3.259.

Nutbeam, D (2008): The evolving concept of health literacy. In: Social Science & Medicine, 67 (12), S. 2072–2078.

Nutbeam, D (1998): Health promotion glossary. In: Health Promotion International, 13 (4), S. 349–364.

Orkan, O (2017): Health Literacy im Kindes- und Jugendalter-eine explorierende Perspektive. In: Schaeffer, D; Pelikan, J (Hg.) Health Literacy: Forschungsstand und Perspektiven. Bern. Hogrefe. S. 33–51.

Osterloh, F (2019): Notfallversorgung: Wege zu mehr Patientensteuerung. In: Deutsches Ärzteblatt, 116, (3). Online:https://www.aerzteblatt.de/archiv/204538/Notfallversorgung-Wege-zu-mehr-Patientensteuerung 20.01.2020].

Otal, D; Wizowski, L; Pemberton, J; u.a. (2012): Parent health literacy and satisfaction with plain language education materials in a pediatric surgery outpatient clinic: a pilot study. In: Journal of Pediatric Surgery, 47 (5), S. 964–969, doi: https://doi.org/10.1016/j.jpe dsurg.2012.01.057.

Parker, R; Baker, D; Williams, M; u.a. (1995): The test of functional health literacy in adults: A new instrument for measuring patients' literacy skills. In: Journal of General Internal Medicine, 10, S. 537–541, doi: https://doi.org/10.1007/BF02640361.

Paul, C-H (2017): Sozioökonomische und demografische Analyse der Praxis-Umfelder von Vertragsärzten und -psychotherapeuten in der Stadt Stuttgart. Online: https://d-nb.info/ 1156326583/34. [09.06.2020].

Präventionsgesetz (2015):Online:https://www.dguv.de/medien/inhalt/praevention/themen_ a_z/praevg/aenderung/praevgesetz.pdf. [15.06.2020].

Quenzel, G; Schaeffer, D; Messer, M; u.a. (2015): Gesundheitskompetenz bildungsferner Jugendlicher. In: Bundesgesundheitsblatt – Gesundheitsforschung – Gesundheitsschutz. 58 (9), S. 951–957, doi: https://doi.org/10.1007/s00103-015-2201-y.

Quenzel, G; Schaeffer, D (2016): Health Literacy – Gesundheitskompetenz vulnerabler Bevölkerungsgruppen. Online: http://rgdoi.net/10.13140/RG.2.1.2509.1604 [08.02.2020] doi: https://doi.org/10.13140/RG.2.1.2509.1604.

Rattay, P; Butschalowsky, H; Rommel, A; u.a. (2013): Inanspruchnahme der ambulanten und stationären medizinischen Versorgung in Deutschland: Ergebnisse der Studie zur Gesundheit Erwachsener in Deutschland (DEGS1). In: Bundesgesundheitsblatt – Gesundheitsforschung – Gesundheitsschutz, 56 (5–6), S. 832–844, doi: https://doi.org/ 10.1007/s00103-013-1665-x.

Ries, H; Schnieder, K; Papendorf, B; u.a. (2017): Arztrecht. Der Privatpatient. 4. Auflage. Berlin. Springer.

Robert-Koch-Institut (2008): Kinder- und Jugendgesundheitssurvey (KiGGS) 2003–2006: Kinder und Jugendliche mit Migrationshintergrund in Deutschland. Beiträge zur Gesundheitsberichterstattung des Bundes. Online: https://www.rki.de/DE/Content/Gesundhei tsmonitoring/Gesundheitsberichterstattung/GBEDownloadsB/KiGGS_migration.pdf?_ blob=publicationFile [29.06.2020].

Robert-Koch-Institut (2010): Beiträge zur Gesundheitsberichterstattung des Bundes. Gesundheitliche Ungleichheit bei Kindern und Jugendlichen in Deutschland. Gesundheitsberichterstattung. Online: https://www.rki.de/DE/Content/Gesundheitsmonitoring/ Gesundheitsberichterstattung/GBEDownloadsB/soz_ungleichheit_kinder.pdf?_blob= publicationFile. [29.06.2020].

Rossmann, C; Hastall, M; (2019): Handbuch der Gesundheitskommunikation. Kommunikationswissenschaftliche Perspektiven.Springer. Wiesbaden.

Rothman, R; Yin, H; Mulvaney, S u. a. (2009): Health Literacy and Quality: Focus on Chronic Illness Care and Patient Safety. In: Pediatrics, 124 (3), S. S315–S326, doi: https://doi. org/10.1542/peds.2009-1163H.

Sachverständigenrat für die Konzertierte Aktion im Gesundheitswesen (Hg.) (2003): Finanzierung und Nutzerorientierung. 1. Auflage. Baden-Baden: Nomos-Verlag.

Schaeffer, D; Hurrelmann, K; Bauer, U; u.a. (2018): Nationaler Aktionsplan Gesundheitskompetenz. Die Gesundheitskompetenz in Deutschland stärken. Online: http://www.nap-gesundheitskompetenz.de [08.02.2020].

Schaeffer, D; Pelikan, J (2017): Health Literacy: Forschungsstand und Perspektiven. 1. Auflage. Bern: Hogrefe.

Schaeffer, D; Vogt, D; Berens, E-M; u.a. (2016): Gesundheitskompetenz der Bevölkerung in Deutschland: Ergebnisbericht. Universität Bielefeld, Fakultät für Gesundheitswissenschaften. Online: https://pub.uni-bielefeld.de/2908111 [08.02.2020]. doi: https://doi.org/10.2390/0070-pub-29081112.doi: https://doi.org/10.2390/0070-pub-29081112.

Scherer, M; Lühmann, D; Kazek, A; u.a. (2017): Patients Attending Emergency Departments. Online: http://www.aerzteblatt.de/int/archive/article/193515 . doi: https://doi.org/10.3238/arztebl.2017.0645.

Schnepp, W; Hübner, B (2010): „Unser Kind ist krank und der Alltag gerät aus den Fugen". Online: http://www.familienhandbuch.de/gesundheit/umgang/unserkindistkrankunddera lltag.php [08.02.2020].

Schubarth, W; Speck, K; Gladasch, U; u.a. (2006): Ausbildungsprozess und Kompetenzen. Ergebnisse der Potsdamer Lehramtskandidatinnen-Studie 2004/05. In: Seifried, J; Abel, J; u. a. (Hg.): Empirische Lehrerbildungsforschung: Stand und Perspektiven. Münster. Waxmann S. 161–180.

Schulz, M; Zhu, L; Kroll, L; u.a. (2020): Versorgungsmonitor Ambulante Kinder- und Jugendmedizin. Zentralinstitut für die kassenärztliche Versorgung in Deutschland. Online: https://www.zi.de/fileadmin/images/content/PMs/Versorgungsmonitor_ambula nte_Paediatrie_Bericht_korrigiert.pdf. [17.06.2020).

Schwarz, F; Walter, U (2016): Prävention. In: Schwartz, F; Walter, U; Siegrist, J; u.a. (Hg.) Public Health: Gesundheit und Gesundheitswesen. 3. völlig neu bearbeitete und erweiterte Auflage. München. Urban & Fischer in Elsevier. S. 189–215.

Simon, S.; Schnepp, W.; zu Sayn-Wittgenstein, F. (2016): Die berufliche Praxis von Hebammen in der ambulanten Wochenbettbetreuung: eine Literaturanalyse. In: Zeitschrift für Geburtshilfe und Neonatologie, 221 (01), S. 12–24, doi: https://doi.org/10.1055/s-0042-106653.

SEO-Summery.de (2019): Suchmaschinen-Listen, Marktanteile. Online: https://seo-sum mary.de/suchmaschinen/ [08.02.2020].

Somasundaram, R; Geissler, A; Leidel, B; u.a. (2018): Beweggründe für die Inanspruchnahme von Notaufnahmen – Ergebnisse einer Patientenbefragung. In: Das Gesundheitswesen, 80 (07), S. 621–627, doi: https://doi.org/10.1055/s-0042-112459.

Sørensen, K; Fullam, J; Doyle, G; u.a. (2012): Health literacy and public health: A systematic review and integration of definitions and models. In: BMC Public Health, 12 (1), doi: https://doi.org/10.1186/1471-2458-12-80.

Sörensen, J; Barthelmes, I; Marschall, J (2018): Strategien der Erreichbarkeit vulnerabler Gruppen in der Prävention und Gesundheitsförderung in Kommunen Handlungsempfehlungen für die Praxis. Online: https://www.gkv-buendnis.de/fileadmin/user_upload/Publikationen/Handlungsempfehlungen-Praxis-Strategien-Erreichbarkeit-Vulnerable-Gruppen-Praevention-Gesundheitsfoerderung-Kommunen-HEmpf_VulnGruppen_BF.pdf [18.06.2020].

Stadt Heidelberg (2019): Mietspiegel. Online: https://www.heidelberg.de/site/Heidelberg_R OOT/get/documents_E-1749778114/heidelberg/Objektdatenbank/12/PDF/12_pdf_Mie tspiegel_2019.pdf [09.06.2020].

Stadt Heidelberg (2018): Nachhaltigkeitsbericht Stadt Heidelberg 2018. Indikatorenge-
    stützte Erfolgskontrolle des Stadtentwicklungsplans. Online: http://www.heidelberg.de/
    site/Heidelberg_ROOT/get/documents_E-1823861689/heidelberg/Objektdatenbank/Nac
    hhaltigkeitsbericht%202018.pdf [08.02.2020].
Statistisches Bundesamt (2018a): Bevölkerung, Altersaufbau. Online: https://service.des
    tatis.de/bevoelkerungspyramide/#!y=2018a&a=0,30&v=2& [08.02.2020].
Statistisches Bundesamt (2018b): Geburten und Sterberat in Deutschland 2018b. Online:
    https://www.destatis.de/DE/Themen/Gesellschaft-Umwelt/Bevoelkerung/_inhalt.html
    [20.01.2020].
Statistisches Bundesamt (2019): Bevölkerung und Erwerbstätigkeit. Haushalte und Fami-
    lien. Ergebnisse des Mikrozensus. 2018. Online: http://www.destatis.de/DE/Themen/
    Gesellschaft-Umwelt/Bevoelkerung/Haushalte-Familien/Publikationen/Downloads-Hau
    shalte/haushalte-familien-2010300187004.pdf?__blob=publicationFile [20.01.2020].
Stierle, M (2006): Was junge Familien heute brauchen. Befragung zur Situation jun-
    ger Familien. In: Deutscher Präventionspreis 2006 Stärkung der Elternkompetenz in
    Schwangerschaft und früher Kindheit. Bertelsmann Stiftung S. 8–13. https://www.ber
    telsmann-stiftung.de/fileadmin/files/BSt/Publikationen/GrauePublikationen/GP_Deutsc
    her_Praeventionspreis_2006.pdf [02.02.2020].
SVR (Sachverständigenrat zur Begutachtung der Entwicklung im Gesundheitswesen)
    (2009): Koordination und Integration. Gesundheitsversorgung in einer Gesellschaft des
    längeren Lebens. Sondergutachten 2009. Online: https://www.svr-gesundheit.de/filead
    min/user_upload/Gutachten/2009/Kurzfassung-2009.pdf. [20.06.2020].
Tebest, R; Mehnert, T.; Nordmann, H.; u.a. (2015): Angebot und Nachfrage von Pflegestütz-
    punkten: Ergebnisse der Evaluation aller baden-württembergischen Pflegestützpunkte.
    In: Zeitschrift für Gerontologie und Geriatrie, 48 (8), S. 734–739, doi: https://doi.org/10.
    1007/s00391-014-0841-4.
Troschke, J (2002): Das Risikofaktorenmodell als handlungsleitendes Paradigma der Prä-
    vention in Deutschland. In: Stöckel, S; Walter, U (Hg.) Prävention im 20. Jahrhundert.
    Weinheim München. Juventa S. 190–203.
Vogt, D; Messer, M; Quenzel, G; u.a. (2016): Health Literacy-ein in Deutschland vernachläs-
    sigtes Konzept? In: Prävention und Gesundheitsförderung. 11 (1), S. 46–52, doi: https://
    doi.org/10.1007/s11553-015-0519-9.
Wahlster, P; Czihal, T; Gibis, B; u.a. (2019): Sektorenübergreifende Entwicklungen in der
    Notfallversorgung-eine umfassende Analyse ambulanter und stationärer Notfälle von
    2009 bis 2015, In: Das Gesundheitswesen. doi: https://doi.org/10.1055/a-0820-3904.
Waldhauser, F; Püspök, R; Tatzer, E; u.a. (2013): Kinder- und Jugendmedizinische Primär-
    versorgung in Österreich. In: Pädiatrie & Pädologie. 48 (S1), S. 6–9, doi: https://doi.org/
    10.1007/s00608-013-0081-7.
Weber, H (1997): Zur Nützlichkeit des Bewältigungskonzeptes. In: Tesch-Römer, C; Salew-
    ski, C; Schwarz, G (Hg.) Psychologie der Bewältigung. Weinheim. Beltz.
Weber, P; Jenni, Oskar (2012): Kinderärztliche Vorsorgeuntersuchungen. Effektivität und
    Relevanz einzelner Früherkennungs- und Präventionsmaßnahmen. In: Deutsches Ärzte-
    blatt, Jg. 109, H.24, S. 431–436.
Weidner, F (2004): Professionelle Pflegepraxis und Gesundheitsförderung: eine empirische
    Untersuchung über Voraussetzungen und Perspektiven des beruflichen Handelns in der
    Krankenpflege. 3. Auflage. Frankfurt am Main: Mabuse.

Welker, M; Wünsch, C (Hg.) (2010): Die Online-Inhaltsanalyse: Forschungsobjekt Internet. Köln. Von Halem.

WHO (World Health Organisation) (1986): Ottawa Charta for Health Promotion. Deutsche Übersetzung. In: Franzkowiak, P; Sabo, P (Hg.) Dokumente der Gesundheitsförderung. Mainz: Peter Sabo.

WHO Europa (World Health Organization, Regional Office for Europe) (2000): Erklärung von München. Pflegende und Hebammen – ein Plus für Gesundheit. Online: https://www. euro.who.int/__data/assets/pdf_file/0008/3855/E93016G.pdf?ua=1. [20.06.2020].

WONCA EUROPE (Europäische Gesellschaft für Allgemeinmedizin) (2002): Die Europäische Definition der Allgemeinmedizin/Hausarztmedizin. WONCA EUROPE. Online: https://www.woncaeurope.org/file/fc91ad61-0ec6-4c79-920e-96fe031c0345/EUROPA ISCHE_DEFINITION%20DER_ALLGEMEINMEDIZIN_HAUSARZTMEDIZIN.pdf. [21.02.2023].

Williams, A; Wolf, M; Parker, R u.a. (2019): Parent Dosing Tool Use, Beliefs, and Access: A Health Literacy Perspective. In: The Journal of Pediatrics, 215, S. 244–251, doi: https://doi.org/10.1016/j.jpeds.2019.08.017.

Printed in the United States
by Baker & Taylor Publisher Services